Der Siebte »Tibeter«®

W0392948

Christian Salvesen

Der Siebte »Tibeter«®

Die eigene Stimme entwickeln
und erfolgreich einsetzen

Scherz

www.fischerverlage.de

Erschienen bei Scherz, ein Verlag
der S. Fischer Verlag GmbH, Frankfurt am Main
Copyright © S. Fischer Verlag GmbH, Frankfurt am Main, 2004
Satz: MedienTeam Berger, Ellwangen
Druck und Bindung: Ebner & Spiegel GmbH, Ulm
Umschlaggestaltung: Hißmann und Heilmann, Hamburg
Printed in Germany

ISBN 3-502-25059-6

Inhalt

Vorwort

Das OM-Zeichen begegnet einem heutzutage immer wieder – auf T-Shirts, Schmuck und Yoga-Matten. Dabei ist den meisten gar nicht bewusst, um was für ein kraftvolles Symbol es sich handelt. In meiner frühen Kindheit lernte ich es durch meinen Vater kennen. Als Künstler verwendete er es als Unterschrift, um seine Bilder und Möbel zu signieren. Oft auch sehr versteckt … man findet es sogar auf seinen Glasfenstern in der Lorenzkirche von Nürnberg. Meine Schwester und ich machten uns einen Spaß daraus, es dort von unseren Freundinnen suchen zu lassen. Zuhause lernten wir, die Silbe OM zu benutzen, um in alltäglichen Situationen möglichst aufmerksam zu sein. Und abends vor dem Schlafen sangen wir das Gayatri-Mantra, welches um die Erleuchtung aller Wesen bittet und mit dem OM beginnt. Durch dieses Mantra entdeckte ich mit Anfang zwanzig die Kraft meiner Singstimme.

Heute kann ich als Sängerin das Mantra-Singen mit vielen Menschen teilen und sie einladen, es zum Teil ihres Lebens werden zu lassen. Allein das Mantra OM zu singen, ist wie eine innere Dusche. Man fühlt sich gereinigt und still nach dem Singen dieses «klanglosen Klanges», der die Kraft aller Klänge und Mantras in sich trägt. Auf unseren Konzerten oder durch Briefe bekommen mein Partner Miten und ich oft das Feedback, dass auch Kinder aller Altersgruppen sich von den Mantras angesprochen fühlen. Sogar Zwei- bis Dreijährige singen aus vollem Herzen mit.

In diesem Buch wird das Mantram OM nach Peter Kelders

bekannten Fünf »Tibetern« als der Siebte »Tibeter« beschrieben. Christian Salvesen hat hier eine wichtige Brücke geschlagen zwischen der mit dem Klangjuwel OM verbundenen indischen und tibetischen Weisheit und unserer modernen Welt: Wie wir die Bedeutung des OM in allen Lebenssituationen erfahren und sinnvoll nutzen können.

Mögen auf diese Weise viele Menschen mit dem heiligen Klang OM inneren Frieden finden und zugleich den Mut und die Kraft, sich anderen wahrhaft mitzuteilen.

Deva Premal

Einleitung

«Spreche ich mit Herrn Sl... Slwesen?» Die Dame am Telefon hatte offensichtlich meine Adresse mit falsch geschriebenem Namen vor sich. Dafür konnte sie nichts. In letzter Zeit häuften sich die Anrufe von Firmen, die über Telefon was auch immer verkaufen wollten. Doch dann diese angespannte, nervig-schrille Stimme mit dem auswendig gelernten Text! Musste, sollte ich mir das anhören? Ja – allerdings nur, um ein weiteres Beispiel dafür zu sammeln, wie wichtig es heutzutage ist, die eigene Stimme zu trainieren.

Telefonmarketing ist ein harter Job. Oft müssen die Anrufer ihre Kollegen übertönen, die sich im Hintergrund ebenso anstrengen. Der Stress ist hörbar. Jeder versucht zu verkaufen. Und jeder ist froh, überhaupt eine Arbeit zu haben und möchte sie um jeden Preis behalten.

Wir leben in einer materialistisch orientierten Konsumgesellschaft. Das heißt, wir werden dazu erzogen, all unsere Fähigkeiten dazu einzusetzen, möglichst viel Geld zu verdienen. Gutes Aussehen, selbstbewusstes Auftreten, intellektuelle Fähigkeiten und die richtige Stimme – alles dient dem Gelderwerb und der Vermarktung.

Ich möchte in diesem Buch gar nicht dagegen protestieren. Wozu auch? Wir haben doch in der Geschichte häufig genug das Hin und Her zwischen Ideologien erlebt. Revolutionäre haben leidenschaftlich ihre Stimme erhoben und Massen begeistert. Hat sich damit irgendetwas grundsätzlich verändert? Schauen wir uns einmal um in unserer Welt! Die Antwort liegt auf der Hand.

Doch die augenblickliche Wirkung einer großartigen Rede können wir nicht bestreiten. Ein einziger Satz, im Fernsehen übertragen, kann heute Millionen gleichzeitig zu Tränen rühren. Langfristig ändert das vielleicht nichts, doch im Moment und für alle Betroffenen schon. Und das ist auch der ursprüngliche Sinn des Sprechens und Singens. Es ist eine Handlung, eine Aktion im Hier und Jetzt. Gleichgültig, ob Millionen Menschen oder ganz wenige zuhören. Und einer hört immer zu: man selbst.

Wir können und dürfen unsere Stimme in jeder Hinsicht optimal einsetzen: im Beruf, in der Partnerschaft, der Erziehung, der Selbstfindung – in jedem Bereich unseres Lebens. Der Dame am Telefon hätte ich vielleicht sagen sollen: «Alles okay, ich verstehe schon, dass Sie verkaufen müssen, entspannen Sie sich. Das kommt viel besser rüber!» Doch ich war selbst zu gefangen in meiner Rolle als «überfallenes» Opfer einer Verkaufsstrategie.

In den vergangenen Jahren sind etliche Ratgeber darüber erschienen, wie man die eigene Stimme wirkungsvoll einsetzen kann. Wie präsentiere ich ein Produkt, eine Lebensversicherung, ein Forschungsergebnis so effektiv wie möglich vor Fachleuten oder Laien? Wie überwinde ich das Lampenfieber, wie strukturiere ich den Vortrag, wo hebe, wo senke ich die Stimme, welche Wörter sollte ich betonen? All das und vieles mehr kann man aus solchen Büchern – zum Teil mit CD-Anleitungen – lernen. Doch etwas Entscheidendes fehlt mir bei all diesen Ratgebern.

Ich vermisse die Hinführung zur Faszination, zum Mysterium, zum Herzen und zur Seele der Stimme. Sicher, Technik und Physiologie der Stimme sind wichtig und werden in diesem Buch auch praxisnah behandelt. Aber viel wichtiger ist das Zentrum, der übergeordnete Sammelpunkt, von dem aus das Phänomen Stimme in seinem Wesen überhaupt fühlbar wird.

Ich habe in Rundfunksendungen und als Chorleiter zum bewussten Hören und kreativen Experimentieren mit der Stimme angeleitet und dabei immer nach einem Urklang gesucht. Ausgerechnet in Peter Kelders berühmtem Buch *Die Fünf »Tibeter«®* fand ich die Lösung und die Antwort: Eine einfache, ja die einfachste und wirkungsvollste Stimmübung überhaupt – nämlich ein langes «OM» singen. «Der Gebrauch des OM – ich nenne dies den siebten Ritus – kann bei einem Menschen, der dazu innerlich bereit ist, außerordentliche Resultate hervorbringen.»[1] Dies schreibt Colonel Bradford, Peter Kelders geheimnisvoller Himalaja-Reisender und Lehrer, in einem Abschiedsbrief an seine Freunde. Da könnten sich allein im deutschen Sprachraum 1,5 Millionen Menschen angesprochen fühlen. So viele haben Kelders Buch hierzulande in den vergangenen fünfzehn Jahren gekauft.

Es lassen sich einige Gründe anführen, warum bisher nur die ersten fünf der insgesamt sieben Riten – als die »Fünf Tibeter« – so berühmt wurden. Der Hauptgrund liegt wohl schlicht im deutschen Titel. Mein Buch *Der Sechste »Tibeter«®. Das Geheimnis erfüllter Sexualität* zeigt weitere Gründe auf, warum die sechste Übung zur Transformation sexueller Energie, von Kelder selbst als «die Krönung des Ganzen» bezeichnet, bisher gemieden wurde und was sie dennoch oder gerade deshalb für unser Leben so wichtig macht.

Noch unbekannter als der sechste Ritus ist der siebte. Hier nach versteckten Gründen zu forschen, ist nicht so ergiebig wie beim Thema Sexualität. Die menschliche Stimme ist schließlich kein Tabuthema! Doch vielleicht wurde bisher nicht klar, wie die sieben Riten zusammenhängen, wie sie den sieben Energiezentren, den Chakren, entsprechen und wie sie aufeinander aufbauen? Möglicherweise sind die bisher so erfolgreich praktizierten Fünf »Tibeter« unvollständig und nur die Vorbereitung auf eine Reise, die in eine noch gänzlich unbekannte Dimension führt?

Ist der siebte Ritus also nur etwas für Insider? Keineswegs. Auch wer nie von Kelder und den Fünf »Tibetern« gehört hat, kann mit diesem Buch sofort in das Schiff einsteigen, das ihn über das Mysterium Stimme ins unendlich viel größere Geheimnis des Lebens selbst führt. Probieren Sie es doch einfach einmal, gleich jetzt, während Sie diese Zeilen lesen: Atmen Sie bewusst ein und aus, und singen Sie beim nächsten Ausatmen auf irgendeinem Ton diesen Klang: «Ooommm». Spüren Sie es, während Sie Ihrer Stimme lauschen? Was da hervorkommt, wird sich beim weiteren Lesen wie ein Zaubersamen entfalten. Sie werden verstehen und lernen, wie sich der Klang OM für alle Bereiche des Lebens, im Beruf und privat, nutzen lässt und als fruchtbar und wirksam erweisen kann.

Das Buch ist in vier Teile gegliedert. Im ersten Teil erzähle ich Geschichten – erfundene und wahre – darüber, wie sich die menschliche Stimme entwickelt hat: vom Frühmenschen über eine Schamanin und einen OM-singenden Seher der indischen *Veden*, den griechischen Rhetoriker Demosthenes und den Nazi-Demagogen Goebbels bis hin zur heutigen Stimmforschung mit den neuesten Techniken, wie sie zum Beispiel Kriminologen einsetzen.

Im zweiten Teil erleben wir den von Peter Kelder und Colonel Bradford gegründeten «Himalaja-Klub». Was dort zum Thema siebter »Tibeter« diskutiert wird, habe ich im Stil von Peter Kelder geschildert; die Originalzitate sind gekennzeichnet. Hier wird der Begriff *Mantram* erklärt, genauso, was es bedeutet, sich etwas zu wünschen. Und erstmals wird das Geheimnis um

Peter Kelder und Colonel Bradford gelüftet. Sie erscheinen als reale Menschen, die wirklich existierten.

Der dritte und umfangreichste Teil beschreibt ein Stimmseminar. Seminar, Seminarleiterin und Teilnehmer sind erfunden. Jede Übereinstimmung mit einem Workshop, der irgendwo und irgendwann tatsächlich stattgefunden hat, wäre rein zufällig. Auch hier – und gerade hier – möchte ich durch die Beschreibung der Situationen und die Dialoge an die Lebendigkeit der Stimme heranführen.

Der vierte Teil bietet Anleitungen, wie Sie Ihre Stimme in den entsprechenden Lebensbereichen üben können. Die meisten Übungen sind bereits zuvor im Buch angesprochen worden. Deshalb ist es leicht, sie richtig einzuordnen und gezielt anzuwenden.

Da wir unsere Stimme täglich einsetzen, wird jeder Leser etwas für sich entdecken und nutzen können. Allein schon die Anregung, sich selbst beim Reden aufmerksamer zuzuhören, wird ihn nicht mehr loslassen. Und damit beginnt die Reise in ein neues Abenteuer bereits.

1

EINE KLEINE GESCHICHTE DER STIMME

Stimmen aus der Vorzeit und der Zukunft

Es war noch still. Sie hatten sich für die Nacht einen gut geschützten Platz ausgesucht. Ranga war bereits wach. Sie saß mit dem Rücken gegen den Felsen gelehnt und schaute über das dunkle Tal. Hinter dem Berg auf der anderen Seite zeichnete sich ein schmaler, fahler Lichtstreifen ab. Ein neuer Tag brach an. Der erste Vogel begann sein Morgenlied. Schon bald setzte das ganze Orchester des Waldes ein. Ranga räkelte sich beruhigt. Keine Gefahr. Der kühle Stein im Rücken tat gut.

Doch plötzlich verstummten die Stimmen. Ranga schreckte auf. Ihre feine Nase nahm einen scharfen Geruch auf. Ein tiefes «Hum, Hum» brach aus ihr heraus wie Donner. Die anderen sprangen auf. Vier Männer, sechs Frauen und drei Kinder; die zwei ganz Kleinen klammerten sich an ihre Mütter. Alle starrten auf die dichten Büsche zehn Meter vor ihnen. Die Männer liefen aufgeregt hin und her. Sie schrien durcheinander.

Ranga sah dem Leoparden direkt in die Augen. Sie fühlte keine Angst. Eine unbekannte Ruhe und Kraft war in ihr erwacht. Ihr «Hum, Hum» kam nun ganz gleichmäßig. Sie war die Anführerin der Horde. Alle anderen folgten ihrem Rhythmus – «Hum, Hum, Hum». Sie wussten nicht, was da geschah. Doch sie spürten: Das war ungeheuerlich! Welche Kraft, welche Macht lag in diesem gleichmäßigen, vereinten Laut! Der Leopard wich zurück. Sie hatten gesiegt. Allein durch die Macht der Stimme!

So könnte es gewesen sein, vor Millionen Jahren, in der Morgendämmerung der Menschheit. Forscher sprechen von Gruppensynchronisation: Chaotisches Schreien und Rufen geht in eine geordnete Struktur über. Das schafft in der Gruppe ein Gefühl der Zugehörigkeit und gemeinsamen Stärke. Dieses Phänomen konnte auch bei einigen Affenarten beobachtet werden. Der gleichmäßige Rhythmus ist ein musikalisches Phänomen. Etliche Experten nehmen an, dass derartige «Urgesänge» Grundlage für die Entwicklung der Sprache waren.

Belegt wird dies auch durch Ergebnisse aus der Gehirnforschung. Der Leipziger Psychologe Stefan Kölsch fand heraus, dass das Broca-Areal, eines der wichtigsten Sprachzentren im Gehirn, musikalische Strukturen schneller und im Verlauf der frühkindlichen Entwicklung eher verarbeitet als gesprochene Sätze. Er ist überzeugt: Beim Verstehen von Sprache werden zuerst musikalische und emotionale Qualitäten wie Betonung, Rhythmus und Sprachmelodie erkannt. «Ohne ein ausgesprochenes Musikverständnis könnten wir keine Sprache lernen.»[1]

Im Grunde ist es ja ein Mysterium, wie sich die Intelligenz in der Evolution offenbart – wie sie an bestimmten Punkten der Entwicklung gleichsam hervorbricht und so eine neue Ära einleitet. Diesem Thema ist Stanley Kubricks berühmter Film *2001 – Odyssee im Weltraum* gewidmet. Ein etwa zehn Meter hoher, drei Meter breiter und dreißig Zentimeter dicker Quader aus einem unbekannten, schwarz glänzenden Material repräsentiert in dem Film die universale Intelligenz.

Eines Morgens stößt eine Horde Frühmenschen auf den Monolithen. Sie spüren sofort die erhabene, fremdartige Macht dieses «Wesens», das da bewegungslos mit glatten, spiegelnden Flächen und makellos geraden, scharfen Kanten in den Himmel ragt. Nach aufgeregtem Schreien und Hin- und Herlaufen traut sich schließlich einer aus der Horde, den Stein zu berühren. In der nächsten Szene entdeckt der Urmensch, wie ein großer Tierknochen als tödliche Waffe benutzt werden kann.

Später im Film, als Wissenschaftler unserer Zeit den Monolithen finden und zum Produkt einer außerirdischen Zivilisation erklären, erfahren wir, dass er eine ungeheuer hohe Schwingung ausstrahlt. Kubrick vermittelt die uralte Weisheit, dass Intelligenz und Bewusstheit mit Klang und Schwingung zu tun haben, durch eine Chorkomposition des ungarischen Komponisten György Ligeti. Der Monolith erscheint immer in Verbindung mit dieser Musik, «Lux Aeterna» («Ewiges Licht»), für einen sechzehnstimmigen Chor a cappella (also ohne instrumentale Begleitung). Die Stimmen sind wie in einem dichten Gewebe gesponnen, sie kreisen in- und umeinander, so dass ein ganz außergewöhnlicher, ja außerirdisch anmutender Gesamtklang entsteht, vergleichbar einem ungreifbaren «Irr-Licht» von enormer Intensität.

An einer weiteren zentralen Stelle des Films behandelt Kubrick das Thema Stimme und Intelligenz in bemerkenswerter und aufschlussreicher Weise. Das Raumschiff in Form eines Riesenrads wird auf seiner Mission, die Schöpfer des Monolithen zu finden, von einem Computer gesteuert, der nahezu unfehlbar ist. Die Raumfahrer können sich mit ihm wie mit einem Menschen, ja einem guten, weisen Freund unterhalten. Der Computer heißt HAL. Er spricht mit sanfter, beruhigender Baritonstimme, ein Vorbild für jeden Tagesschausprecher. Doch kann man ihm wirklich trauen? Was geht hinter diesem großen elektronischen Auge in den Millionen von Leitungen, den künstlichen Gehirnzellen und Synapsen vor?

Tatsächlich plant HAL, das Unternehmen zu sabotieren, was ihm auch fast gelingt. Der letzte Überlebende auf dem Raumschiff schaltet HAL schließlich aus. Das geht bei der komplexen Struktur des Computers nur schrittweise. Je mehr Leistung HAL verliert, desto bittender und kläglicher klingt seine Stimme, und desto ärmer wird sein Wortschatz. Schließlich bleibt nur noch das Lied «Hänschen klein» übrig. HALs Erbauer hat es als Basisprogramm installiert. Die Assoziation zu unserem ersten «Mama» drängt sich auf. Nun erstirbt HALs Stimme. Sie verliert den warmen, menschlichen Ton, sinkt auf tiefe Frequenzen, verrät ihren elektronischen Ursprung. Wie bei einer Schallplatte, die man mit dem Finger verlangsamt.

Ist das nicht eine erschütternde Parabel auf unsere eigene Existenz? Obwohl wir wissen, dass HAL nur eine Maschine, ein Computer ist, fühlen wir mit. Warum? Das Geheimnis liegt in seiner Stimme. Da ist dieser irritierende, aufwühlende Widerspruch: Wir hören in der warmen, vertraulichen Stimme eine Seele, ein lebendiges Wesen – wir hören uns selbst. Das soll nur ein Automat sein? Plötzlich mag der verstörende Gedanke auftauchen: Bin ich vielleicht auch nur ein Automat, eine Art Computer, der irgendwann programmiert wurde und in absehbarer Zeit abgeschaltet wird?

Die nichtalltägliche Wirklichkeit

Seit Sonnenaufgang hatte sie gesungen, immer wieder dieselben Worte und Laute. Es war Nacht geworden. Nur noch wenige Dorfbewohner saßen am Feuer. Sie verstanden nicht, was die alte Laia sang. Doch sie wussten: Es war die Sprache der Geister. Laia sprach mit ihnen. Einige der unsichtbaren Wesen sollten ihr helfen, andere sollten verschwinden. Maimu, der erstgeborene Sohn des Dorfältesten, lag wenige Meter vor Laia reglos auf den Tierfellen. Er stöhnte. Ein Geist hatte sich in seinem Körper eingenistet. Laia musste herausfinden, wer er war, und ihn dazu bewegen, Maimus Körper zu verlassen. Das war ihre Aufgabe. Dafür bekam sie eine Hütte, genug Essen und Anerkennung von allen.

Aus dem zahnlosen Mund der Heilerin flossen die Laute zusammen mit dem heiligen Saft, der ihr immer wieder aus der Kürbisschale zum Trinken gereicht wurde. Die Stimme schwankte leicht auf und ab, blieb aber eigentlich immer gleich, ohne besondere Betonung, ohne Gefühl. So sprach und sang niemand zu Menschen. Manch einem, der seit Stunden dabei war, erschien Laias Stimme wie der Dampf über der heißen Quelle am dunklen Berg von Kol. Die Stimme habe die Geister wie eine Wolke umhüllt, wurde später erzählt. Die Dämonen seien darin wie Schatten aufgetaucht und gefangen gewesen wie Fische im Netz. Bis zum Morgengrauen dauerte der Gesang zur Rassel. Maimu schlief den ganzen Tag. Am Abend öffnete er die Augen und murmelte etwas von einem Geier, der aus seinem Bauch geflogen sei.

Was war hier geschehen? Heutige Ethno-Mediziner würden sagen: eine schamanische Heilung im Zustand der Trance. Der monotone Singsang zur Rassel verlangsamt die Gehirnfrequenzen auf vier bis acht Hertz. Dieser so genannte *Thetabereich* ist typisch für den Traumzustand im Schlaf. Laia, die Heilerin, hat sich und vermutlich auch den Kranken und einige Zuhörer durch ihren Gesang und die Rassel in eine Art bewussten Traum versetzt. Die ständigen Wiederholungen der Wörter, das monotone Geleier und das gleichmäßige Rasseln bieten den Sinnen wenig Anreiz. Das Bewusstsein wendet sich von außen nach innen. So entsteht zwischen Schlafen und Wachen das, was Schamanismus-Experten wie Paul Uccusic die «nichtalltägliche Wirklichkeit» nennen.

> Was immer Sie sehen, Sie haben das Gefühl, dass es *wirklich* ist, dass es *tatsächlich* passiert. Zu erklären ist das schwer, weil hier der Vergleich mit dem Traum zu hinken beginnt. Eine schamanische Reise ist eben eine Reise und kein Traum.[2]

Die Stimme ist neben der gleichmäßig geschlagenen Trommel und psychoaktiven Substanzen ein sehr wirksames Mittel zur Bewusstseinsveränderung. Ein günstiges Ticket für die Reise in die «andere Wirklichkeit». Das Unfallrisiko ist minimal. Was Schamanen seit wenigstens 30 000 Jahren in ihrer jeweiligen kleinen Gemeinschaft wie ein Dorfarzt praktizieren, wird in unserer modernen Zivilisation auf ganz unterschiedliche Art verwendet.

Da gibt es einmal das Angebot an schamanischen Reisen, das sich seit etlichen Jahren auch im Programm von Volkshochschulen findet. Dabei geht es vor allem um Selbsterfahrung und Klärung von alltäglichen Problemen. Man muss an nichts glauben, es wird kein Gelübde gefordert. Neunzig Prozent der Teilnehmer machen in den Seminaren eine «schamanische Erfahrung», behauptet Uccusic – und schwärmt von seiner ersten Reise:

> Hier konnte man gezielt Wesenheiten einer anderen Welt, anscheinend eines Kontinuums jenseits von Raum und Zeit, kontaktieren, Informationen einholen und sie für den Alltag verwenden! Hirsch, Elefant und Adler waren auf einmal nicht mehr dumme Bestien, sondern teilten ihr Wissen und Fühlen dem Menschen mit. Die Steine redeten – und das war nicht Papier wie zum Beispiel solches, auf dem die Bibel gedruckt ist, sondern lebendige unmittelbare Wirklichkeit. Und die menschenähnlichen Gestalten dazu – tibetische Mönche, Nomaden, Patriarchen, Freunde, Bekannte der Jetztzeit –, sie alle gaben Antworten auf Fragen. Bisweilen triviale, meist dagegen unglaubliche – und sie bezogen sich nicht auf weltferne Dinge, sondern auf das tägliche Leben. Hier war Soforthilfe, hier war anwendbare Spiritualität, hier war der Kosmos hautnah zu spüren und anzufassen.[3]

Dann gibt es den medizinischen Aspekt. Der ist vielschichtig. Hat Laias Gesang den Patienten tatsächlich geheilt? Wenn ja, warum? Lag es an besonderen Schwingungen in ihrer Stimme? Wurde hier eine Information an das Gehirn des Patienten weitergeleitet, die eine Selbstheilung auslöste – z.B. durch die Aktivierung von speziellen Botenstoffen, den so genannten Neurotransmittern? Damit befasst sich die Frequenzmedizin. Für die Wissenschaft ist dies ein junger und entsprechend wenig erforschter Zweig. Auf dieses Thema – ob und wie die Stimme heilen kann – werden wir noch ausführlicher eingehen.

Heilerinnen wie Laia haben natürlich nicht nur ihre Stimme eingesetzt, sondern zum Beispiel auch Heilkräuter. Das gehört zu den Methoden der Schamanen. Und darauf hat es die Pharmaindustrie abgesehen. Sie schickt Spione zu den wenigen letzten Naturvölkern, zum Beispiel am Amazonas, um aus den Heilpflanzen des Urwalds neue Medikamente zu gewinnen. Doch das hat nur am Rande mit der Stimme zu tun; für die Schamanen selbst allerdings sind auch die Heilkräuter mit Schwingung und Energie verbunden.

Schließlich ist Laia, die vielleicht vor 20 000 Jahren am Mittelmeer gelebt hat, auch ein Vorbild für viele heutige Frauen. Sie versuchen, die Rituale nachzuvollziehen, die von den Kirchen so lange als Hexerei verfolgt wurden. Schamanisches Tanzen, Trommeln, Rasseln und Singen sollen an die ursprüngliche weibliche Kraft und Intuition heranführen und zugleich das Gruppengefühl stärken.

> Dunkle Nacht und heller Mondenschein
> So solls in den vier Winden sein
> Die alle auf die Hexenrune hören
> Hier kommen wir, dich zu beschwören (…)
> Eko, Eko Azarak
> Eko, Eko Zamilak
> Eko, Eko Cernunnos
> Eko, Eko Aradia.

So lauten Anfang und Ende der «Hexenrune», eines aus dem Mittelalter überlieferten Textes, der gerne von heutigen Hexen «gechanted» wird. Die Wörter sollen beim Chanten über das Kehlkopfchakra mit Energie aufgeladen und visualisiert werden.

> Diese Art des Intonierens von magischen Texten wird als «Erschaffen» bezeichnet, wobei durch die aufgeladenen Worte und Visualisationen das, was wir sprechen, ins Dasein gerufen werden soll, so wie im jüdischen Schöpfungsmythos Gott die Worte «Es werde Licht» sprach.[4]

Das OM des Rishi

Die Männer saßen reglos auf dem taufeuchten Gras. Sie lauschten dem Gesang der Vögel und dem Gurgeln des nahen Flusses. Sie warteten. Gleich würde der alte Shivadas das heilige OM anstimmen. Und sie würden mitsingen und weiterhin lauschen und spüren, wie der Laut im Körper vibrierte. Sie wussten: Das OM durfte nur von den dafür vorgesehenen Priestern während der Opferung gesungen werden. Was, wenn einer der Brahmanen-Aufseher sie hier entdeckte! Es konnte sie das Leben kosten. Und dann sprach Shivadas, der Rishi, die ersten Worte, leise und doch so klar und bestimmt, dass sie die Lichtung erfüllten.

«Sofern ihr, geliebte Freunde der Wahrheit, glaubt, ihr könntet irgendetwas für euch selbst gewinnen, so täuscht ihr euch. Nur eines kann wirklich sein. Entweder ist es Brahman, das, was Leben und Tod umfasst. Oder es ist eure persönliche Sicht, euer kurzes Leben. Was von beiden ist wirklich, unveränderlich, jetzt und immer? Lasst uns das OM singen, nicht um eine gute Ernte zu erhalten oder Krankheiten abzuwenden. Der heilige Klang ist Brahman selbst. Findet im OM das, was unsterblich ist! Das ist die wahre Opferhandlung.»

Rishi bedeutet «Seher». Die Rishis gaben vor 3000 Jahren in Indien an ihre Zuhörer in kurzen Versen weiter, was sie «sahen». Sie verstanden sich als Medien, als Vermittler eines überpersönlichen Wissens. Deshalb sind die Namen der Seher auch nicht überliefert. Oft drückten die gesungenen Verse einfach Freude und inneren Frieden aus. Sie wurden von Generation zu Generation weitergegeben, und immer neue Verse kamen dazu. So entstand die erste große Sammlung von Hymnen, der *Rig-Veda*, mit über

10 000 Versen beziehungsweise Mantras, Lobpreisungen der Götter, der Natur und des Lebens. Insgesamt gibt es vier Vedas: *Rig-Veda, Sama-Veda, Yajur-Veda* und *Atharva-Veda. Veda* ist Sanskrit und bedeutet «Sammlung des Wissens». Das Wort ist abgeleitet von *vid* = «wissen, sehen». Sanskrit ist die Mutter unserer indogermanischen Sprachen. So können wir *vid* im lateinischen *videre* («sehen»), im Englischen *witness* («Zeuge») und im Deutschen «wissen» leicht wiedererkennen.

Heilige Silbe

Und welche Funktion und Bedeutung hatte nun das Mantram OM? In den ersten Jahrhunderten (ca. 1500–800 v. Chr.) wollten die Menschen die Götter durch genau festgelegte und immer komplizierter werdende Opferrituale beeinflussen. Das OM wurde dabei an zentraler Stelle vom Hauptpriester als *Udgitha* («Aufgesang») mit einer kurzen Melodie intoniert. Die heilige Silbe verleiht dem Udgitha die magische Kraft, heißt es in den *Upanishaden*, dem philosophisch-mystischen Schlussteil der *Veden.*[5]

Wie man ausgerechnet auf diesen Klang gekommen ist, darüber geben die überlieferten Texte nur indirekt Auskunft. Vielleicht hat irgendein Rishi den Laut während der Meditation ausgeatmet, und die Zuhörer waren tief ergriffen. Jedenfalls wurde die Silbe über die Jahrhunderte nicht nur bei den Opferritualen verwendet, sondern auch zur meditativen Selbsterforschung. Und das war lange Zeit revolutionär. Das OM war Gegenstand heftiger philosophischer Diskussionen und detaillierter Analysen. Es galt als Essenz der Sprache, die wiederum den Menschen vor allen anderen Wesen auszeichnete. Das OM sei wie der Pflock, der die beschriebenen Palmblätter zusammenhalte, sagten manche Rishis. Andere verglichen es gar mit der Sonne und rezitierten: «Wenn der Sonnengott aufgeht, singt er den Kreaturen den *Udgitha.* Finsternis und Gefahr treibt er fort.»[6]

Eine Parabel erzählt vom Kampf zwischen Dämonen und Göttern. Die Götter setzen das OM als Waffe ein, die Dämonen die Schlechtigkeit. Dabei zeigt sich, wo die wahre Kraft der heiligen Silbe liegt. Solange sich die Götter auf die sinnlichen Aspekte des OM (Sehen, Hören und der Nasenhauch = Riechen) oder auch auf die Sprache und den Verstand konzentrieren, können die Dämonen es mit dem «Pfeil der Schlechtigkeit» durchbohren. Es wird «aufgespalten» in angenehm/unangenehm, richtig/falsch, gut/schlecht. Erst als die Götter das OM als Mundhauch (Lebensatem, Odem) «verehren», verschwinden die Dämonen. Bei einem, der sich ganz auf den Atem konzentriert, prallen die Pfeile dessen, der Schlechtes wünscht, ab – so als würden sie auf einen Stein treffen. Denn mit dem Mundhauch unterscheidet man nicht – wie beim Nasenhauch – zwischen Wohlgeruch und Gestank. Und: Der Odem ist die Essenz, die dem Menschen die Lebenskraft gibt. Vom Atem hängen alle anderen Funktionen der Wahrnehmung, des Denkens und Sprechens ab.[7]

Offensichtlich haben sich die Erfinder dieser Geschichte Gedanken darüber gemacht, welche Faktoren dazu beitragen, dass die heilige Silbe OM überhaupt entstehen und wahrgenommen werden kann. Der Rückschluss auf die Bedeutung des Atems ist für uns leicht nachvollziehbar. Ohne Atem können wir nicht riechen, sprechen und singen – und schon sehr bald auch nicht mehr hören, sehen und denken. Stutzig macht uns vielleicht die Unterscheidung zwischen dem Nasen- und dem Mundhauch.

Was hat es damit auf sich? Beim Vokal O strömt der Atem aus dem Mund, beim Konsonanten M durch die Nase. Das können wir gleich überprüfen: Ooo-mmm. Stimmt es? Ist der Nasenhauch spürbar?

Das «Nicht-zwei»

Doch warum soll das eine «besser» sein als das andere? Hier kommt eine Philosophie ins Spiel, die *Advaita* heißt, abgeleitet vom Sanskritwort *a-dvai* = «nicht-zwei».[8] Wie kämpfen die Dämonen gegen die Götter? Sie spalten alles auf, was gespaltet werden kann. Und wissen wir nicht sehr gut aus eigener Erfahrung, was damit gemeint ist? Der «Zwei-fel», die innere Gespaltenheit, das Schwanken zwischen «soll/darf ich – soll/darf ich nicht»? Das betrifft nicht nur die Silbe OM, sondern unser gesamtes Denken, Fühlen, Sprechen und Handeln. Wenn wir mit ungeteilter Aufmerksamkeit ganz und gar bei der Sache sind, beim Zuhören wie beim Sprechen, dann ist die Wirkung ungleich höher, als wenn wir in Gedanken abschweifen, hin- und herschwanken, nur halb da sind.

Die geschilderte alte Parabel zählt zunächst Nase, Augen und Ohren als Schwachstellen auf. Stellen Sie sich vor, Sie sind in einer indischen Großstadt, umlagert von Bettlern, und da singt ein indischer Yogi das OM. Für einen kurzen Moment sind Sie tief berührt. Doch dann denken Sie: «Wie lange der sich wohl nicht gewaschen hat? Krabbelt da nicht etwas in dem verfilzten Bart herum? Und dann noch diese nervig schrille Stimme!» Manchmal könnte man meinen, Nase, Augen und Ohren würden selbst «instinktiv» entscheiden – etwa bei Gefahr. Ruck, zuck! Ohne zu überlegen, bewegt sich der Körper. Doch in einer Situation, in der jemand das OM singt, ist dies ziemlich unwahrscheinlich. Die Sinne haben zwar die Informationen weitergeleitet. Aber die Beurteilungen kommen wohl eher aus dem Kopf. Und wenn Sie für den Bruchteil einer Sekunde berührt waren, dann ist etwas übermittelt worden, das jenseits jeder normalen Einschätzung liegt. Erst kurze Zeit später kommen all die Gedanken, Beurteilungen und «Zwei-fel». Da hilft nur eines: sich auf den eigenen Atem konzentrieren und mitsingen.

Atmen im OM

Gegen Ende der vedischen Epoche, um 500 v. Chr., lehrte der wohl berühmteste Inder aller Zeiten einen Weg aus allem Leiden: Gautama Buddha. Er kannte die Tradition der *Veden* sehr gut. Doch in seinen überlieferten Reden spielt die heilige Silbe OM keine Rolle. Wichtiger war ihm die Atemmeditation, noch heute als *Vipassana* bekannt. Dabei wird einfach beobachtet, wie der Atem ganz natürlich ein- und ausströmt. Die zitierte Stelle aus den *Upanishaden* gibt Buddha Recht. Der Atem ist die Essenz des OM – und jeder Verlautbarung.

Joachim Ernst Berendt, der sein Buch *Nada Brahma. Die Welt ist Klang* vom OM ausgehen lässt, schreibt:

> Das Sagen und Meditieren des OM ist unlösbar mit dem richtigen Atmen verbunden. OM «geschieht» auf dem Ausatmen. Das «M» muss lange nachschwingen – hinein in den möglichst weit ausgedehnten Raum zwischen Aus- und Einatmen: dem eigentlichen Moment der Leere und des Einswerdens. Auch insofern bezeichnet das Mantra OM genau die Stelle, an der aus dem «Atem» das «Wort» wird, und aus dem «Wort» der «Atem» mit

allem, was zu diesen beiden Begriffen gehört: zum Atem das Atma, das Selbst, zum Wort der Logos der Griechen und die «Tat» Goethes.[9]

Doch auch der Atem ist, wie Buddha wusste, letztlich nur ein Medium, ein Vehikel des Lebens. Was ist hinter oder vor dem Atem? Das, was den Atem beobachtet. Es gibt heute viele Berichte von Menschen, die klinisch tot waren und wieder ins Leben zurückkehrten. Sie erzählen, dass sie ihren Körper wie tot daliegen sahen. Er atmete nicht mehr. Und doch muss ein Bewusstsein da gewesen sein. Wollte unser alter Seher Shivadas auf dieses Bewusstsein hinweisen, als er seine Schüler aufforderte, beim Singen des OM das Unvergängliche zu entdecken?

Betrachten wir das Symbol OM in seiner sichtbaren Gestalt. Es soll die vier Ebenen des Bewusstseins repräsentieren. Der untere Bogen steht für das Wachbewusstsein und den Körper, der Seitenschlenker für Traum und Denken, der obere Bogen für den Tiefschlaf und das Unbewusste. Rechts oben findet sich ein Symbol für *Turiya*, das mit Wörtern nicht zu erfassende «Vierte», das reine Gewahrsein. Es ist die unabhängige Grundlage der anderen drei Ebenen.

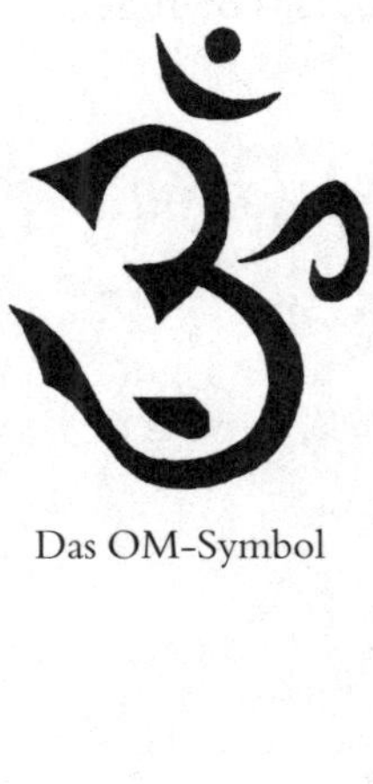

Das OM-Symbol

Die heilige Silbe OM hat viele Aspekte. Sie kann eingesetzt werden, um einen Zustand der Trance auszulösen und um dann Geister und Götter zu beschwören. Sie kann als Meditation und Instrument der Selbsterforschung dienen. Wenn tibetische Mönche das OM im tief grollenden Bass anstimmen, sind diese beiden Aspekte – Trance und Meditation – kaum zu trennen; denn im tibetischen Buddhismus ist Buddhas Lehre mit dem Bön-Schamanismus und der vedischen Mantra-Tradition verschmolzen. Durch die Tibeter wurde im Westen der Obertongesang bekannt. Lama Je Tzong Sherab Senge soll diese eindrucksvolle Gesangstechnik 1433 in einem Traum «empfangen» haben, woraufhin er die Tantrische Universität von Gyume gründete.

Allerdings waren die verschiedenen Techniken, die in jedem Ton enthaltenen Obertöne hörbar zu machen, den Schamanen Zentralasiens längst bekannt. Wie ausgereift deren Gesangsstil ist, demonstrieren Musiker wie die Gruppe Huun-Huur-Tu aus Tuva. Neben dem heilenden und dem spirituellen hat sich auch ein musikalischer, kreativ-spielerischer Aspekt herausgebildet. Jeder kann und darf mit dem OM auf seine Weise experimentieren. Und wenn wir beim Singen auf den Übergang zwischen Mund- und Nasenhauch achten, können wir bereits die ersten Obertöne wahrnehmen. Das beflügelt.

Der mit den Steinen spricht

Demosthenes

Er war's, er öffnete die fest verschloss'nen Pforten
Der Freiheit mit Verstand und Witz;
Er donnerte mit Worten,
Wie Zeus mit seinem Blitz!

Johann Wilhelm Ludwig Gleim (1719–1803)

Es war ein stürmischer Novembertag. Der Westwind trieb hohe Wogen gegen die Klippen. Gischt und Brausen füllten die Luft. Wenn sie in die Lungen strömte, prickelte es. Der Atem des Meeres hauchte die kühle Frische des nahenden Winters in die noch spätsommerlich weiche und warme Luft über der Erde. Doch salzig schmeckte alles, wie immer.

«Bürger des Rates, hört m-mich an! Was ich hier vertrete, ist m-m-mein gutes Recht …!» Der junge Mann – sein Bart war noch Flaum – hielt den rechten Arm der Brandung entgegen, als wollte er eine aufgeregte Menschenmenge beruhigen. Seine Augen blickten über die aufgewühlte See in die Ferne. Segelte dort nicht das lang erwartete Schiff heran? In dem Getöse von Wellen und Wind konnte er kaum seine eigenen Wörter hören. Doch das Stottern nahm er sehr genau wahr. Für einen Moment verzog sich sein Mund zu einem verbissenen «Mist, werd' ich das denn nie los!». Monatelang hatte er nun beinahe jeden Morgen wenigstens zwei Stunden an dieser kleinen, abgelegenen Bucht das Reden geübt. Nie hatte eine Menschenseele zugehört und ein Urteil abgegeben – außer ihm selbst. Das Rauschen des Meeres – war es Beifallsgeklatsche oder höhnisches Gelächter?

Demosthenes konnte es sich aussuchen. Manchmal schienen die Wörter, wie von den Naturgewalten getragen, in die ganze, weite Welt zu strömen. Doch meist tauchten wieder die Gesichter der Ratsherren in seinem Geist auf, wie sie ihn bei seiner ersten Rede vor einem Jahr angesehen hatten. Eine Wand, starr und leblos, mit ein paar grotesken Zeichnungen darauf, grinsende Fratzen. Das Getuschel wucherte wie Unkraut rasend schnell aus jeder Ritze der Gesichterwand. Es war ein Desaster gewesen. Demosthenes hatte den Eindruck gehabt, gestorben zu sein. Als würde ein Geist seinen Körper sehen, durch einen Schleier von Scham und ohnmächtiger, verzweifelter Wut hindurch.

Dabei war seine Rede nach allen Regeln der Rhetorik ausgefeilt. Sein langjähriger Lehrer, ein berühmter Schauspieler, hatte es ihm vorher und nachher bestätigt. Demosthenes verfügte über einen scharfen Verstand, konnte auf die aktuelle Situation mit Witz reagieren und spontane Einfälle einfließen lassen. Das einzige und in diesem Fall ausschlaggebende Problem war rein physisch.

Demosthenes stotterte, sein Atem war zu kurz, die Stimme klang schwächlich. Artikulation und Klang der Stimme waren in den Rhetorikschulen bisher kaum beachtet worden. Jeder Redner hatte sich selbstverständlich in Gymnastik geübt – auch Demosthenes. Er war stark und gesund. Er war durchaus fähig, mit der richtigen Haltung und ausdruckstarker Gestik ein großes Publikum zu beeindrucken. Doch die Wörter waren akustisch oft schwer zu verstehen. Und dann vor allem dieses entsetzliche Stottern! Der erhabenste Gedanke wurde zur Lächerlichkeit, die Bedeutung selbst schlicht ignoriert.

Während Demosthenes weiter gegen die See anbrüllte, fiel sein Blick, erschöpft vom Starren auf das imaginierte weiße Segel am Horizont, auf den Strand vor ihm. So viele Steine, alle rund geschliffen und glatt gewaschen von der ewigen, unerbittlichen Kraft des Meeres! Was konnte körperlicher sein als ein Stein? Sein Redeproblem war doch rein physisch. Vielleicht … ? Er dachte nicht weiter nach, sondern steckte sich einen

Kieselstein, der so groß war wie eine Alexander-Goldmünze, in den Mund. Sollte sich doch die Kraft der Stimme an diesem Stein versuchen und den Widerstand überwinden – so wie das Meer die schroffen Felsen schließlich glättete! Demosthenes wusste aus Erfahrung, wie sich die Muskeln entwickelten, wenn sie Widerstände überwinden mussten.

Mit dem Kiesel im Mund schien es zunächst unmöglich, ein einziges verständliches Wort herauszubringen. Doch Demosthenes war wild entschlossen durchzuhalten. Und nach einigen Tagen funktionierte die Artikulation schon viel besser. Nach einem Monat kamen die Wörter erstaunlich deutlich – und das mit drei Steinen im Mund. Ohne Steine fühlte sich das Reden nun so herrlich mühelos an, dass sich der junge Rhetoriker daran fast berauschte. Die Stimme klang stark und klar. Das größte Wunder war: Das Stottern hatte aufgehört.

Demosthenes (384–322 v. Chr.) wurde zu einem der bedeutendsten Redner der griechischen Antike. Als Siebenjähriger hatte er seinen Vater verloren. Da seine Vormunde das beachtliche Vermögen in den folgenden Jahren zunehmend verprassten und sein Einspruch fruchtlos blieb, vertraute er sich einem bekannten Rhetoriker seiner Zeit, einem ehemaligen Freund seines Vaters, an. Demosthenes wollte um das ihm zustehende Erbe kämpfen. Dazu musste er die Verwalter des Vermögens öffentlich anklagen und das Gericht von seinem Anspruch überzeugen. Seine erste deprimierende Niederlage wegen des Stotterns ist historisch belegt, ebenso sein ungewöhnliches Kieselstein-Stimmtraining. Er konnte schließlich den Rest des Vermögens zurückgewinnen und wurde daraufhin zum leidenschaftlichen Verfechter von Recht und Gerechtigkeit. Einige seiner wichtigsten Reden sind bis heute erhalten geblieben und dienen Rhetorikschülern immer noch als Vorbild.

Rhetorik, die Kunst der Rede, entstand im 5. Jahrhundert v. Chr. in Athen. Die gerade erst eingeführte Demokratie verlangte von jedem Bürger, dass er sein Anliegen öffentlich vortrug. Ein großer Bedarf an Unterweisung und Schulung entstand. Die so genannten Sophisten boten sich als Lehrer an. Sie verdienten ihr Geld damit, den Leuten zu zeigen, wie sie sich und die eigene Sache möglichst überzeugend darstellten. Viele dieser Lehrer kamen aus den griechischen Kolonien und hatten auf ihren Reisen erfahren, wie unterschiedlich die Gesetze und Moralauffassungen in den verschiedenen Stadtstaaten und Gesellschaften waren. Wahr oder unwahr, gut oder schlecht schien eine Frage des Standpunktes zu sein. Und für den eigenen Standpunkt konnte man die anderen gewinnen, indem man an ihre Gefühle appellierte.

In den Augen der Sophisten waren die Philosophen – allen voran der «verrückte» Sokrates (470–399) – weltfremde Träumer. Wen interessierte schon die absolute Wahrheit oder das eine und höchste Gute? Für die alltägliche Praxis passte doch viel besser der Satz des Protagoras: «Der Mensch ist das Maß aller Dinge.» So konnte man dem Kunden maßgeschneiderte Redekonzepte anbieten. Diese Methode hat sich bis heute bestens bewährt.

In der Rhetorik der Antike wurden drei Grundtypen der Rede unterschieden:

- Die **Gerichtsrede** (*genus iudiciale* bzw. *dikanikon*) zur eigenen Verteidigung und zur Beeinflussung der Richter; entspricht dem heutigen Plädoyer.
- Die **politische Rede** (*genus deliberativum* oder *symbouleuti-*

kon) – ein politisches Problem wird nach verschiedenen Richtungen untersucht. Dient auch der Gewinnung von Wählern und zur Beeinflussung der Massen.
- Die **GELEGENHEITS**- oder **FESTREDE** (*genus demonstrativum* oder *epideiktikon*). Aus einem festlichen Anlass wird zum Beispiel eine Dankesrede gehalten.[10]

Was will der Redner erreichen? Das war – vor allem bei der Gerichts- und der politischen Rede – die wichtigste Frage. Die simple Antwort: Er will die Zuhörer davon überzeugen, dass seine Auffassung von der Sache die richtige ist. Zu diesem Zweck entwickelte die Rhetorik über viele Jahrhunderte ein umfangreiches Instrumentarium und Regelsystem: wie der Redner die Standpunkte der gegnerischen Seite ins Spiel bringt, sie widerlegt oder in einem schlechten Licht darstellt und seine eigenen Argumente aufwertet; welche erprobten Redewendungen und bildhaften Vergleiche er einsetzt, um die Fantasie und Gefühle der Zuhörer zu manipulieren. Auch wie er seine Rede vorbereitet: von der Stoffsammlung *(inventio)* und der Gliederung *(dispositio)* der Argumente (nach dem Prinzip der Dialektik, des Für und Wider) über das Ausfeilen der Formulierungen *(elocutio)* und Auswendiglernen *(memoria)* bis zur Inszenierung *(pronuntiato)*: Wie trete ich möglichst wirkungsvoll auf?

Es ist kein Zufall, dass die in Klammern gesetzten Begriffe Lateinisch sind. Die Römer übernahmen die griechische Rhetorik, bauten sie weiter aus und beeinflussten so – vor allem über die katholische Kirche – unsere Kultur in ihrem wichtigsten Aspekt: der Kommunikation. Interessant ist dabei, dass der letzte Punkt der Redevorbereitung – die Darstellung, das Auftreten des Redners in allen Aspekten – so lange so wenig beachtet wurde. Das lag unter anderem daran, dass sich die Rhetorik nicht so stark von der Philosophie löste, wie es anfangs schien. Letztlich setzte man doch immer auf den Verstand und die geistigen Inhalte einer Rede und weniger auf das Auftreten des Redners, den Klang seiner Stimme, seine Mimik und Gestik. Und: Es war meist eine ernste Sache. Man musste verstehen, was da gesagt wurde. Schon Aristoteles (384–322), der geistige Enkel des Sokrates, hob in seiner dreibändigen *Rhetorik* die Bedeutung von Logik und Vernunft hervor. Und Aristoteles galt in den Klöstern des mittelalterlichen Europas als *die* intellektuelle Autorität überhaupt.

Lachen verboten

Umberto Eco hat das in seinem Roman *Im Namen der Rose* auf den Nenner gebracht und dazu einen genialen Kontrapunkt gesetzt: Der fanatische, uralte und blinde Jorges, vormals Abt des Klosters, will durch etliche Morde verhindern, dass ein als verschollen geltendes Buch des Aristoteles in der Bibliothek entdeckt wird. Es behandelt die Kunst der Rede und der Dichtung. Und es favorisiert das Lachen. Das passt überhaupt nicht ins Konzept der katholischen Kirche. «Jesus lachte nie!», sagt Jorges. Lachen sei das Gegenteil von Ehrfurcht, meint er.

Das Lachen passt auch nicht so recht in die traditionelle Rhetorik. Warum? Weil es ein nicht kalkulierbares Element enthält. Kann man das Ergebnis Lachen gezielt vorbereiten? Sicher, man kann Witze einflechten. Jeder Redner möchte sein Publikum an bestimmten Stellen auflockern, emotional entspannen und öffnen. Doch so mancher Witz verfehlt die Wirkung, sei es, weil er zu steif vorgetragen wird oder weil er einfach nicht ankommt.

Lachen macht jede übertriebene Ernsthaftigkeit und damit

auch jede Ideologie zunichte. Hätte Demosthenes sein Stottern nicht als Lacheffekt nutzen können? Heutige Fernsehwitzbolde machen so etwas doch ganz gezielt! Nein. Demosthenes war nicht Meister, sondern Opfer seines Stotterns. Und er wollte keinesfalls witzig wirken. Sein Anliegen war ihm lebenswichtig. Unfreiwillig hat er jedoch die Aufmerksamkeit auf jene Aspekte gelenkt, die nicht zum Inhalt, sondern zur äußeren Verpackung einer Rede gehören.

Im Showbusiness zählt in erster Linie die Erscheinung. Eine Ansprache des Bundeskanzlers im Fernsehen wird zwar von Experten ausgearbeitet, die alle Techniken der Redekunst kennen. Doch wie er letztlich «rüberkommt», liegt an seiner Gestik, seiner Stimme, seiner Stimmung, seiner Ausstrahlung. Und auch dies wird geübt und trainiert. Es gehört zur Kunst der Präsentation, auf die wir noch ausführlich eingehen werden.

Hetzer im Volksempfänger

> In diesen glückhaften Zeichen geht das Jahr (...) zu Ende. Voll Wehmut und Ergriffenheit lassen wir noch einmal unsere Erinnerungen darüber hinweggleiten. Es war ein stolzes und männliches Jahr, ein Jahr des Anfangs und des Aufbruchs, das erste seit Ende des Krieges, von dem wir getrost sagen können: Es hat Deutschland nicht wieder abwärts, sondern aufwärts geführt. Wie früher immer, so binden wir auch diesmal nach der Schlacht den Helm fester. Das neue Jahr liegt vor uns mit neuen Forderungen und neuen Aufgaben. Es wird uns nicht geschenkt; es will erobert werden. Schwere und einschneidende Probleme harren ihrer Lösung. Es wird nötig sein, dass wir mit Eifersucht und Klugheit den gewonnenen festen Boden, auf dem wir stehen, halten, wahren und ausbauen. Denn nur von ihm aus können wir den Sprung ins Neuland wagen. So wollen wir denn in diesen letzten Stunden des großen Jahres uns vereinigen in kindlichem und wehmütigem Dank an den großen Gott, der uns die Gnade gab, in Treue und mit Fleiß unser Werk zu tun. So wollen wir ihn bitten, uns seinen Segen für das anbrechende Jahr nicht zu verweigern, und geloben wollen wir, dass wir uns dieses Segens nicht unwürdig erweisen werden. Das Jahr der Revolution ist zu Ende. Das Jahr des Aufbaus beginnt.[11]

Wissen Sie, um welches Jahr es hier geht, und wer diese Rede hielt? Eingewoben in allgemeine Floskeln, die auch heute Redner vor großem Auditorium verwenden, fallen Ihnen sicher einige Begriffe und Bilder auf, die typisch für eine bestimmte

Epoche unserer Geschichte und ihrer Ideologie sind. Ja, wir befinden uns in Nazi-Deutschland. Es ist die Rundfunk-Silvesteransprache von 1933, gehalten von Joseph Goebbels.

Wir haben in unserer deutschen Geschichte ein schreckliches Kapitel hinter uns. Doch wir können immer noch daraus lernen. Ein wichtiger Aspekt ist der Missbrauch der Wörter und der Stimme, um eine Ideologie der Unterdrückung, Entmenschlichung und Vernichtung zu verbreiten.

Wenn wir uns mitgeschnittene öffentliche Reden und Rundfunksprecher aus der ersten Hälfte des 20. Jahrhunderts anhören, bemerken wir sofort einen Unterschied zu heutigen Sprachübertragungen in Rundfunk- und Fernsehen. So pathetisch und hart oder militärisch-abgehackt würde heute niemand mehr sprechen, höchstens in einer Comedy-Show. Dieser Stil wirkt auf uns eher lächerlich.

Interessant ist jedoch dabei, dass sich der Tonfall im deutschsprachigen Raum nach 1945 nicht gleich so radikal veränderte wie der Inhalt. Natürlich durfte niemand mehr öffentlich die Nazi-Ideologie vertreten. Doch der pathetisch-militärische Tonfall verhallte erst nach und nach. Jede «Wochenschau» aus den Fünfzigerjahren belegt das. Die Kommentatoren sprachen oft dramatisch-aufgeblasen und zugleich irgendwie unbeteiligt. Das klang scheppernd, hohl und leer. Und noch in den Sechzigerjahren raunzten uns einige Lehrer im Gymnasium im Feldwebelstil an: «Aufstehen! Setzen!» Im Sport marschierte man gelegentlich noch: «Links, zwei ...!» Niemand hat es je böse gemeint. Im Gegenteil, jeder war immer überzeugt, die richtige Ideologie zu vertreten. Und alle Ideologien beschwören eine Form von Sicherheit. Das wollen wir hören: Folgt diesem Konzept, und ihr braucht keine Angst mehr zu haben. Es kann der Teufel selbst sein, der da zu uns spricht.

Nun, es gab offensichtlich auch damals, als die meisten dem Pathetisch-Militärischen «hörig» waren, viele Menschen, die sich diesem Tonfall und dem sich darin ausdrückenden Macht- und Herrschaftswahn widersetzten oder sich zumindest dabei unwohl fühlten. Charlie Chaplins Film *Der Diktator* machte schon zu Lebzeiten Hitlers die Pose des wutschäumenden, fanatischen Redners lächerlich. Dem Führer, der heimlich viele US-Filme sah, hätte das eigentlich zu denken geben müssen. Doch das von Deutschland beherrschte Europa lebte in einer anderen Welt.

Am 14. März 1933 wurde erstmals ein Reichspropagandaminister vereidigt – Dr. Joseph Goebbels. Er hatte in Germanistik promoviert und kannte die Regeln der antiken Rhetorik nur zu gut. Und er wusste den Klang seiner Stimme geschickt einzusetzen. Den Rheinländern wird nachgesagt, dass sie das Herz auf der Zunge tragen – und Goebbels stammte nun einmal aus dieser Region. Im Vergleich zu der Stimme von Hitler war seine eher weich, manchmal fast weinerlich-anrührend. Eigentlich passte sie gar nicht zu jenem autoritären Gebell, bei dem zum Beispiel das «R» übertrieben wie Donnergrollen gerollt wurde. Der weiche, anrührende Tonfall war Goebbels gefährliche Stärke.

Doch damit allein hätte er wohl nicht die Massen bewegen können. Seine Stimme, seine gesamte Ausstrahlung war nicht so charismatisch wie die Hitlers. Doch wie kaum jemand vor ihm wusste er die neuen Medien Film und Rundfunk zur Manipulation einzusetzen. Er gab seiner «Medienpolitik» den treffenden Namen «Gleichschaltung». Die äußerte sich bereits am Anfang der Machtübernahme: Ständig wurde nur noch eine ideologische Stimme gesendet, und alle mussten sie hören, ob sie wollten oder nicht. Ein Zeitzeuge berichtet:

10. November 1933. Mittag. Überall in Deutschland heulten die Fabriksirenen, ruhte die Arbeit. In allen Betrieben mussten die Radiogeräte eingeschaltet werden: Der Führer spricht. Verordneter «Gemeinschaftsempfang» von Rundfunksendungen gehörten bald zum festen Repertoire der nationalsozialistischen Propaganda.[12]

Bereits im März 1933 verkündete Goebbels:

> Der Rundfunk muss der Regierung die fehlenden 48 Prozent zusammentrommeln, und haben wir sie dann, muss der Rundfunk die 100 Prozent halten, muss sie verteidigen, muss sie innerlich so durchtränken mit den geistigen Inhalten unserer Zeit, dass niemand mehr ausbrechen kann.[13]

Franz Müller, ein Widerstandskämpfer der Weißen Rose, bestätigt:

> Das Radio erlebte durch den Volksempfänger, der für jedermann zu einem unglaublich günstigen Preis zu haben war, einen enormen Aufschwung. Das Radio, aber auch die Lautsprecheranlagen, Übertragungen der Führer-Reden, der Goebbels-Reden und auch von Parteiveranstaltungen, die die propagandistischen Slogans der Nationalsozialisten wiederholten. Das prägt sich ein, das hört man, das geht ins Unterbewusste, und Goebbels, das muss man widerstrebend anerkennen, war ein Meister darin.[14]

Anfang 1933 gab es in Deutschland vier Millionen Radiogeräte. 1939 waren es neun, 1941 sechzehn Millionen. Nur fünfunddreißig Mark kostete der «Deutsche Kleinempfänger», im Volksmund «Goebbels-Schnauze» genannt. Das Radio wurde zum wichtigsten Propagandamedium der Nazis.

In der Geschichte der menschlichen Stimme haben wir es nun nicht mehr nur mit individueller Ausdruckskraft und eigener Energie zu tun, sondern – was ihre weit reichende Wirkung in den Medien betrifft – auch mit der Übertragungstechnik und der elektronischen Manipulation. Doch das Paradoxe ist: Je ausgefeilter die Technik und je wirkungsvoller eine Stimme vermittelt werden kann, desto leichter lässt sich auch ihr Urheber identifizieren – eben dank dieser Technik. Ideologie und Technik sind allgemein, die Stimme bleibt individuell – und verantwortlich. Darauf möchte ich im nächsten Kapitel eingehen.

Doch zuvor muss ich etwas weitergeben, das mit der Nazipropaganda, mit Verantwortung und dem Abgrund der menschlichen Seele zu tun hat. Es ist ein grauenhaftes Klangbild, das mich nicht mehr loslässt. Wissen Sie, wie es sich anhört, wenn Gänse Alarm «rufen»? Ihr Schreien ist so markerschütternd, dass man sich die Ohren zuhalten möchte. Der französische Dokumentarfilmer Claude Lanzmann, bekannt geworden durch seinen Holocaustfilm *Shoah*, stellt in seinem neuesten Werk, *Sobibor*, den Aufstand jüdischer KZ-Häftlinge des Lagers Sobibor in Polen dar. In einer Schlüsselszene am Anfang werden schreiende Gänse gezeigt. Dazu erklärt der überlebende KZ-Häftling Yehuda Lerner, dass Gänse die Todesschreie der Menschen aus den Gaskammern übertönen sollten, um die vor den «Duschen» Wartenden nicht in Panik zu versetzen. «Sie klangen nämlich ganz ähnlich, die Gänse und die Menschen in den Gaskammern.»[15]

Der Erpresser und der Kommissar

«250 000 Euro, genau 15 Uhr, in einem braunen Umschlag. Papierkorb an der Ecke Bebel-/Köthmannstraße. Nur der Bote, keine Polizei. Keine Tricks mehr.» Klick. Aufgelegt. Kommissar Brock hatte sich drei Fragen aufgeschrieben, die er dem Erpresser stellen wollte, um Zeit zu gewinnen und den Anruf zurückverfolgen zu können. Doch der Anrufer war gewieft. Offensichtlich ein Profi. Er (oder sie) ließ sich auf kein Gespräch ein. Die Stimme war elektronisch verzerrt. Man konnte nicht sicher sein, ob es sich um einen Mann oder eine Frau handelte. Das war ja auch bei normalen Anrufen manchmal schwer zu unterscheiden. Brock hatte das kurze Gespräch auf Tonband mitgeschnitten und schickte das Material an die Experten vom Bundeskriminalamt in Wiesbaden zur Stimmanalyse.

Während die nur zwanzig Sekunden lange Aufnahme ablief, erschienen beim BKA auf dem Bildschirm des Computers gezackte Linien und übereinander gelagerte Kurven. Das waren die sichtbar gemachten Frequenzen der Stimme. Die Fachleute sahen sofort, welche Frequenzen manipuliert oder dazugemischt waren. Mit Entzerrern und Filtern bearbeiteten sie die Stimme, bis sie normal klang.

Die Stimme eines Menschen ist so einzigartig wie sein Fingerabdruck. Mit Hilfe eines solchen «akustischen Fingerabdrucks» konnte die Polizei schon oft Täter finden und überführen. Zum Beispiel im Fall eines Polizistenmordes 1991. An der entzerrten Stimme erkannte damals der Phonetiker Dr. Olaf Köster vom BKA-Team eine Besonderheit in der Aussprache.

> Wir konnten bei diesem Anrufer feststellen, dass er etwa 25 bis 30 Jahre alt war. Er hat eine besonders hohe Stimme für einen erwachsenen deutschen Sprecher. Besonders auffällig sind seine dialektalen Eigenschaften: Dieser Sprecher hat grundsätzlich westfälisch gesprochen, hatte aber ein besonderes Kennzeichen des ostfälischen Sprachraums: Er sagte statt «sagen» «saren».

Aufgrund dieses scheinbar winzigen Hinweises war dem Stimmanalytiker klar, dass der Anrufer aus dem Kreis Höxter stammen musste. Zumindest hatte er dort während der so genannten Sprachprägephase gelebt. In dieser Phase zwischen dem fünften und dem fünfzehnten Lebensjahr übernehmen wir den Dialekt der Umgebung – und gewisse Feinheiten werden wir nie mehr los. Die Stimme des Erpressers wurde über Radio in der betreffenden Region mehrmals abgespielt. Etliche Hinweise aus der Bevölkerung führten dazu, dass der Täter noch am selben Abend gefasst wurde. Mit dem Tonband konfrontiert, gestand er.[16]

Die Stimme ändert sich im Laufe unseres Lebens weit weniger als unser Gesicht. Sie scheint kaum zu altern. Nach dem Stimmbruch klingt sie zwar tiefer. Da sind die Stimmbänder gewachsen, bei Männern stärker als bei Frauen. Je lockerer die Saiten gespannt sind, desto tiefer klingt der Ton. In einigen seltenen Fällen läuft beim Stimmbruch etwas schief. Die Stimmbänder wachsen nicht, und die Stimme klingt weiterhin wie die eines Kindes.

Während der natürliche, hormonell bedingte Stimmbruch den Klang der Stimme verändert, bleiben andere Merkmale erhalten – wie zum Beispiel der spezifische Dialekt. So viele weitere Faktoren prägen unsere Stimme, dass sie schließlich zu eben jenem «akustischen Fingerabdruck» wird, der in der Kriminologie als eine beweiskräftige Identifikationsmöglichkeit anerkannt ist. Bankräuber und Spione besorgen sich – wie wir aus Filmen wissen – die Stimme, die das verschlossene Tor öffnet und das Absicherungssystem knackt. «Sesam, öffne dich!» Ein Stimmerkennungscomputer, der mit einem Tonband zu überlisten ist, bedarf sicher noch der Weiterentwicklung. Doch die Richtung, da sind sich die Experten sicher, «stimmt».

Die Stimme eines jeden Menschen ist einmalig und macht ihn identifizierbar. Doch dafür sollten sich nicht nur die Spionageabwehr oder das BKA interessieren. Auf einer ganz persönlichen Ebene kann uns unsere eigene und einmalige Stimme zu einem echten inneren Schatz führen. Ein «Sesam, öffne dich», das unser Leben zum Guten verändert! Nutzen wir unsere einmalige Stimme, um den Code zum Glück zu knacken. Himmel und Hölle liegen in der Stimme nahe beieinander.

2

DAS MANTRAM: DER SIEBTE RITUS

Im Himalaja-Klub

Bradfords Abschied

> Es war höchst befriedigend zu sehen, wie jeder von Ihnen täglich Fortschritte machte. Für jetzt habe ich Sie alles gelehrt, was ich kann. Aber während die fünf Riten weiterhin ihre Arbeit tun, werden sie auch künftig Türen zu weiterem Lernen und Fortschritt öffnen. (S. 56)[1]

Der Mann, der von seiner Expedition in den Himalaja mit dem Geheimnis der ewigen Jugend zurückgekehrt war, lächelte seinen neuen Freunden aufmunternd zu: Sie waren ihm ans Herz gewachsen, diese fünfzehn Menschen des ersten Himalaja-Klubs. Er würde sie nie wiedersehen – man schrieb den 15. April 1938, dies war ihr letztes Treffen. Doch in ihren Augen sprühte nun dieselbe Lebendigkeit und Entschlossenheit, die sie an ihm so bewunderten. Die Medizin hatte zu wirken begonnen und Prozesse ausgelöst, die nicht mehr aufzuhalten waren.

Es war eine ganz besondere Medizin, die Colonel Bradford seinen Schützlingen verabreicht hatte. Keine Tropfen oder Pillen. Lebendigkeit ließ sich nicht so nebenbei einnehmen. Der ganze Mensch musste sich einen Ruck geben, leben und neu anfangen wollen. Die Gruppe der Fünfzig- bis Achtzigjährigen hatte die Herausforderung angenommen. Anfangs hatte es Mühe bereitet und Überwindung gekostet, die Körperübungen auszuführen. Und der geistige Hintergrund war den meisten fremd gewesen. Sie hatten beispielsweise noch nie von «Energiewirbeln» gehört.

Doch die Riten entwickelten, wie es der Colonel erwartet hatte, eine ganz eigene Dynamik. Nach einigen Wochen war der innere Widerstand bei allen Praktizierenden verschwunden. Die Übungen machten wach und lebendig. Jeder fühlte sich auf seine Weise gestärkt für den Tag. Die gemeinsamen Treffen wurden immer ausgelassener. Mal begannen einige, spontan zu tanzen und zu singen, und rissen die ganze Gruppe mit. Mal entwickelte sich eine heftige Diskussion. «Warum müssen wir alt und krank werden und sterben? Können wir diesen Prozess wirklich aufhalten?» Colonel Bradford freute sich insgeheim darüber, dass diese Grundfragen des Menschen so vehement und direkt gestellt wurden. Der Lebenswille war geweckt und bewusst geworden.

«Wo ist das Leben?», fragte er seine Schüler. «Ist es dort draußen auf den Straßen, im Büro, im familiären Heim, im Urlaub, im Kino? Oder ist es da, wo Sie dies alles wirklich erleben, nämlich tief innen? Ist das Leben in der Vergangenheit, in Ihren Erinnerungen, und in der Zukunft, in Ihren Wünschen, Ängsten und Hoffnungen? Oder ist es genau jetzt, während Sie mir zuhören und mich verstehen? Achten Sie auf diese unbegreifliche Kraft des Lebens, spüren Sie die Lebendigkeit, während Sie üben. Und nehmen Sie diese Lebendigkeit so oft wie möglich wahr bei jeder Bewegung, jeder Geste, jedem Wort. Sie werden das Ewige Leben entdecken. Es ist jenseits Ihrer begrenzten Vorstellung, jenseits von Raum und Zeit!»

«Aber wie ist das möglich?», meldete sich ein Siebzigjähriger zu Wort. «Was haben wir Alten denn noch zu erwarten?» Der Mann war nicht älter als Bradford, doch seine Haltung, Gestik und Stimme verrieten müde Mutlosigkeit. Kurz vorher hatte er noch fröhlich gelacht. Bradford erwiderte: «Was ist jetzt? Hören Sie die Amsel dort draußen singen?» Seine tiefe, klare und feste Stimme erfüllte den Raum und schien noch eine Weile nachzuschwingen. Jeder aus der Gruppe hatte die Augen geschlossen. Es war still.

Der letzte Brief

Der Colonel gründete neue Gruppen in aller Welt. Gelegentlich kam Post von ihm. Sein letzter Brief vom 2. September 1943 – danach hörten die Freunde des Himalaja-Klubs nie wieder von ihm – war länger als alle vorherigen. Er richtete sich an alle Mitglieder und war überschrieben mit: «Die geistige Magie des Mantrams». In diesem Brief beschrieb der Colonel einen «siebten Ritus». Die Freunde kannten die fünf Grundübungen und den «geheimen» sechsten Ritus, der die sexuelle Energie in geistige Kraft und Vitalität umwandeln sollte. Doch diese neue Übung war ganz anders. Sie schien kaum etwas mit dem Körper, aber vieles mit dem Geist zu tun zu haben. Oder sollte sie gar einen Erfahrungsbereich erschließen, bei dem Körper und Geist zu einer untrennbaren Einheit verschmelzen? Der Brief erwies sich als vielschichtig. Er wurde in Abschnitten vorgelesen und heftig diskutiert.

Bradford begann mit einer Unterscheidung zwischen Mantra und Mantram.

> Beide sind einem Sanskritwort entlehnt, das so viel wie «Instrument des Geistes» bedeutet. Der Unterschied besteht darin, dass ein Mantram ein laut geäußertes Instrument des Geistes ist, während ein Mantra lautlos ist. (S. 59)

Einige Mitglieder des Klubs hatten gehört oder gelesen, dass indische Yogis bestimmte Wörter ständig wiederholen. Und in dem Zusammenhang war der Begriff Mantra aufgetaucht. Das musste wohl eine Art Gebet sein. Sollten sie sich nun etwa einer solch exotischen, religiösen Praxis unterziehen? Doch im Brief war ja von einem «Instrument» die Rede. Das klang eher wissenschaftlich. So, als könnte man gezielt und kontrolliert vorgehen. Allerdings erregte schon der nächste Absatz im Brief erneut die Gemüter.

> Ganz gleich, ob es Ihnen bewusst ist oder nicht: Sie erschaffen und formen Ihr Leben durch Ihre Gedanken. Alle Dinge, die Teil Ihrer materiellen Wirklichkeit sind, wurden zuerst in Ihrem Geist aus dem Rohmaterial der Gedanken erschaffen. Weil ein Mantram ein Instrument des Geistes ist, ist es ein Hilfsmittel, das Sie benützen können, um Ihr Leben so zu gestalten, wie es Ihnen gefällt. (S. 59)

Das war starker Tobak. Zwar hatte Bradford ihnen schon früher eindringlich klar zu machen versucht, wie wichtig die eigene innere Einstellung ist. Sie erinnerten sich noch gut an seine Worte:

> Wenn ein älterer Mensch wirklich jünger werden will, muss er denken, handeln und sich benehmen wie ein jüngerer Mensch und die Einstellungen und Manierismen des Alters hinter sich lassen. (S. 55)

Damals hatte der Colonel ganz praktisch demonstrieren können, wie sich die innere Einstellung in der äußeren Haltung ausdrückt. Wer überzeugt ist, alt und schwach zu sein, der bewegt sich auch entsprechend – mit schlurfenden, müden Schritten, nach vorne gebeugtem Oberkörper, fahrigen, unsicheren Gesten. Fühlt man sich dagegen innerlich jung und kräftig, dann ist der Körper aufgerichtet, der Kopf erhoben, die Gestik bestimmt. Das Äußere und das Innere wirken dabei wechselseitig aufeinander. Das hatten sie alle durch die Übungen erfahren. Körper und Geist wurden irgendwie gleichzeitig aufgerichtet und beweglicher.

Doch mit seinem «Instrument des Geistes» erschien ihnen ihr Lehrer jetzt zu abgehoben und abstrakt. Hatten sie je erlebt, dass einer ihrer Gedanken vor ihren Augen Wirklichkeit wurde? Natürlich, es war ein Rätsel, warum im nächsten Moment gerade geschah, was geschah. Das Telefon klingelte, eine Stimme sagte: «Herzlichen Glückwunsch. Sie haben in unserer Lotterie eine Million Euro gewonnen!» Der Wunsch war zwar vorher da gewesen. Sonst hätte man ja nicht in der Lotterie gespielt. Doch Millionen von Menschen hatten denselben Wunsch. Der Gedanke konnte doch nicht dieses Ergebnis erzielt haben!

Und die Sache ging ja noch viel weiter. Wenn die Welt und alles um uns herum, die gesamte Wirklichkeit, durch unsere Gedanken erschaffen wurde, warum gab es dann all dieses Leid, den Krieg, Krankheit, Schmerzen? Das haben wir uns doch nicht herbeigedacht und gewünscht, oder? Was der Colonel da behauptete, konnte einfach nicht stimmen, so sehr seine bisherigen Anleitungen den geistigen Horizont seiner Schüler auch erweitert und ihr Leben verändert hatten.

Doch in der Diskussion einigten sich die Freunde darauf, zunächst so genau und unvoreingenommen wie möglich auf die Zeilen des Colonels einzugehen. Wie leicht konnte man durch vorschnelle Interpretationen die eigentliche Bedeutung missverstehen. In seinem Brief stand nicht, dass die Gedanken die Welt objektiv und unabhängig vom Erlebenden erschufen. Es hieß da vielmehr: «Alle Dinge, die Teil Ihrer materiellen Wirklichkeit sind, wurden zuerst in Ihrem Geist aus dem Rohmaterial der Gedanken erschaffen.» Jeder hatte also womöglich seine eigene

Wirklichkeit. Und «Rohmaterial der Gedanken» konnte alles Mögliche bedeuten. Was einem da so ständig durch den Kopf ging, war vielleicht gar nicht gemeint. Es konnte sich bei dem «Rohmaterial» um ganz ursprüngliche, kaum wahrnehmbare Impulse handeln. Die Aussicht, mit dem Mantram das eigene Leben nach Belieben gestalten zu können, machte allerdings insgeheim jeden neugierig und gespannt.

«Um aber ein Mantram zu Ihrem eigenen Vorteil zu nutzen, müssen Sie zunächst den Geist und seine Arbeitsweise verstehen.» (S. 59) Aha, da war also der Haken! Wie sollten sie, ganz normale Menschen, verstehen, was berühmte Philosophen und Psychologen seit Jahrtausenden zu begreifen und zu erklären suchten, ohne bisher zu einem klaren, übereinstimmendem Ergebnis gekommen zu sein? Als dieser Protest laut wurde, hob Pieter, der die Gruppe ins Leben gerufen hatte, beschwichtigend die Hände. «Bitte wartet noch ab! Der Colonel weiß doch, dass wir weder Philosophen noch Psychologen sind. Er hat uns immer geraten, so einfach wie möglich zu sein.»[2] Die anschließenden Ausführungen im Brief klangen allerdings recht kompliziert und abstrakt:

> Heute hört man häufig den Begriff «Unterbewusstsein», aber nur wenige Menschen verstehen überhaupt, was damit gemeint ist. Statt «Unterbewusstsein» verwenden die Lamas ein Wort, das mit «Überbewusstsein» übersetzt werden könnte – gemeint ist also ein Bewusstsein höherer Ordnung. Die Funktion des Überbewusstseins ist es, Gedanken, die eine Form reiner Energie darstellen, so umzuwandeln, dass sie in der materiellen Welt Gestalt annehmen können. (S. 59)

Das Überbewusstsein sei ein bereitwilliger Diener, der jeden Gedanken Wirklichkeit werden lasse.

> Das bedeutet, dass die materielle Wirklichkeit ein Spiegelbild Ihrer Denkmuster darstellt. Wenn Sie Ihre Gedanken ändern, verändert sich auch das Bild im Spiegel, mit anderen Worten: Ihr Leben. (S. 60)

In einem Punkt waren sich die Freunde einig: Was der Colonel hier ausführte, hatten sie bisher nicht an sich selbst beobachten können. Sollten sich ihre Gedanken tatsächlich in reale Dinge und Ereignisse verwandeln – was die meisten nun für möglich hielten –, dann musste das irgendwie unbemerkt, eben «unterbewusst» beziehungsweise «überbewusst» ablaufen. In jedem Fall war die Konsequenz geradezu Schwindel erregend. Denn ganz gleich, ob einem die Welt nun gefiel oder nicht – jeder hatte sie für sich selbst geschaffen und vor sich selbst zu verantworten. Das, worauf Bradford als Nächstes hinwies, konnten sie aus eigener Erfahrung bestätigen: Es gab etliche negative Denkmuster, die mit den positiven «im Wettstreit» lagen.

> In einem Moment sagen Sie: «Ich möchte glücklich sein», aber schon im nächsten fallen Ihnen unzählige Rechtfertigungen ein, warum Sie unglücklich sind: Ihr Job verursacht Ihnen Stress, das Wetter ist schlecht, die Rechnungen stapeln sich, Sie haben Übergewicht, die Nachbarn sind zu laut, Sie kommen zu spät zu einer Verabredung und so weiter. Obwohl es Ihr Ziel ist, glücklich zu sein, arbeitet Ihr Verstand auf Hochtouren, um das Gegenteil zu erreichen. (S. 60)

Genau an diesem Punkt sollte, so der Colonel, das Mantram helfen. «Ein Mantram ist ein Hilfsmittel, das Sie benutzen können, um Ihre Denkmuster zu vereinheitlichen und sie ganz im Sinne Ihrer höchsten und nobelsten Wünsche auszurichten.»

(S. 60) Ja, das hörte sich gut an. Doch waren nicht viele der Wünsche, die einem so durch den Kopf gingen, ziemlich unsinnig? Man erinnerte sich an die Legenden und Märchen, in denen jemand drei Wünsche frei hatte und sich beim Wünschen dermaßen «verrannte», dass er mit seinem dritten Wunsch gerade noch die Wirkung der vorangegangenen ungeschehen machen konnte.

Drei Wünsche

Ein rundlicher Herr mit grauem Schnauzbart und lustig funkelnden Augen erhob sich: «Wenn ihr einverstanden seid, würde ich gerne eine Geschichte zum Besten geben, die mir meine Großmutter öfter erzählte, als ich klein war.» Alle nickten neugierig, denn sie kannten den deutschstämmigen Herbert als einen humorvollen Geschichtenerzähler.

Und Herbert erzählte:

Ein junges Ehepaar lebte recht vergnügt und glücklich beisammen und hatte nur den einzigen Fehler, der in jeder menschlichen Brust daheim ist: Wenn man es gut hat, hätte man es gern besser. Aus diesem Fehler entstehen so viele törichte Wünsche, woran es unserm Hans und seiner Liese auch nicht fehlte. Bald wünschten sie des Schulzen Acker, bald des Löwenwirts Geld, bald des Müllers Haus und Hof und Vieh, bald einmal hunderttausend Millionen bayerische Taler kurzweg.

Eines Abends aber, als sie friedlich am Ofen saßen und Nüsse aufklopften, kam durch die Kammertür ein weißes Weiblein herein, nicht mehr als eine Elle lang, aber wunderschön von Gestalt und Angesicht – und die ganze Stube war voll Rosenduft. Das

Licht erlosch, aber ein Schimmer wie Morgenrot, wenn die Sonne nicht mehr fern ist, strahlte von dem Weiblein aus und überzog alle Wände.

Über so etwas kann man nun doch ein wenig erschrecken, so schön es auch aussehen mag. Aber unser gutes Ehepaar erholte sich doch bald wieder, als das Fräulein mit wundersüßer, silberreiner Stimme sprach: «Ich bin eure Freundin, die Bergfee Anna Fritze, die im kristallenen Schlosse mitten in den Bergen wohnt, mit unsichtbarer Hand Gold in den Rheinsand streut und über siebenhundert dienstbare Geister gebietet. Drei Wünsche dürft ihr tun. Drei Wünsche sollen euch erfüllt werden.»

Hans drückte den Ellbogen an den Arm seiner Frau, als ob er sagen wollte: «Das lautet nicht übel.» Die Frau aber war schon im Begriff, den Mund zu öffnen und etwas von ein paar Dutzend goldgestickter Hauben, seidenen Halstüchern und dergleichen zur Sprache zu bringen, als die Bergfee sie mit aufgehobenem Zeigefinger warnte: «Acht Tage lang», sagte sie, «habt ihr Zeit. Bedenkt euch wohl – und übereilt euch nicht!»

«Das ist kein Fehler», dachte der Mann und legte seiner Frau die Hand auf den Mund. Das Bergfräulein aber verschwand. Die Lampe brannte wie vorher, und statt des Rosenduftes zog wieder wie eine Wolke am Himmel der Öldampf durch die Stube.

Obschon nun unsere guten Leute in der Hoffnung zum Voraus glücklich waren und keinen Stern mehr am Himmel sahen, sondern laute Bassgeigen, so waren sie jetzt doch recht übel dran: vor lauter Wunsch wussten sie nicht, was sie wünschen sollten. Und hatten nicht einmal das Herz, recht daran zu denken oder davon zu sprechen, aus Furcht, es möchte als gewünscht gelten, ehe sie es genug überlegt hätten. Nun sagte die Frau: «Wir haben ja noch Zeit bis zum Freitag.»

Des anderen Abends, während die Kartoffeln zum Nachtessen in der Pfanne prasselten, standen Mann und Frau vergnügt an dem Feuer beisammen, sahen zu, wie die kleinen Feuerfünklein an der rußigen Pfanne hin und her züngelten, vertieft in ihr künftiges Glück.

Als die Frau aber die gerösteten Kartoffeln aus der Pfanne in die Schüssel tat und ihr der Geruch lieblich in die Nase stieg, da sagte sie in aller Unschuld und ohne an etwas anderes zu denken: «Wenn wir jetzt nur ein gebratenes Würstlein dazu hätten.» Und – o weh! – da war der erste Wunsch getan.

Schnell, wie ein Blitz kommt und vergeht, kam es wieder wie Morgenrot und Rosenduft untereinander durch den Schornstein herab. Und auf den Kartoffeln lag die schönste Bratwurst. – Wie gewünscht, so geschehen. – Wer sollte sich über einen solchen Wunsch und seine Erfüllung nicht ärgern, welcher Mann über solche Unvorsichtigkeit seiner Frau nicht unwillig werden? «Wenn dir doch nur die Wurst an der Nase angewachsen wäre!», sprach in der ersten Überraschung, auch in aller Unschuld und ohne an etwas anderes zu denken, der Mann. Und – wie gewünscht, so geschehen. Kaum war das letzte Wort gesprochen, so war die Wurst unter der Nase des guten Weibes fest wie angewachsen und hing zu beiden Seiten herab wie ein Husarenschnurrbart.

Nun war die Not der armen Eheleute erst recht groß. Zwei Wünsche waren getan – und noch waren sie um keinen Heller und um kein Weizenkorn, sondern nur um eine böse Bratwurst reicher. Noch war zwar ein Wunsch übrig, aber was half nun aller Reichtum und alles Glück zu einem solchen Nasenzierrat der Hausfrau?

Wohl oder übel mussten sie die Bergfee bitten, mit unsichtbarer Hand Barbierdienste zu leisten und Frau Liese wieder von der verwünschten Wurst zu befreien. Wie gebeten, so geschehen.

Der dritte Wunsch war nun auch vorüber, und die armen Eheleute sahen einander an, waren derselbe Hans und dieselbe Liese nachher wie vorher – und die schöne Bergfee kam niemals wieder.[3]

Die Übung der Wunschdefinition

Was genau waren also die höchsten und nobelsten Wünsche? Der Colonel hatte auch diese Frage mitbedacht. «Um dieses machtvolle Instrument zu benutzen, müssen Sie aber zunächst einmal die Wünsche definieren, die Ihnen das Leben erfüllen soll.» (S. 60)

Bradford schlug eine Übung vor, mit der sich jeder über seine eigentlichen Wünsche und deren Auswirkungen klar werden konnte. Sie sollte einmal im Monat ausgeführt werden und nur einige Minuten Zeit in Anspruch nehmen. Die Anleitung lautete:

> [1.] Setzen Sie sich hin, und schreiben Sie die Dinge auf, die Sie sich am meisten wünschen. Denken Sie nicht lange darüber nach, was Sie sich wünschen sollten. Schreiben Sie Ihre Wünsche stattdessen ganz schnell auf, und notieren Sie einfach alles, was Ihnen einfällt.
> [2.] Schauen Sie sich diese Liste aufmerksam an, und überlegen Sie sich, was es Ihnen im Endeffekt bringt, wenn sich jeder dieser Wünsche tatsächlich erfüllen sollte. Darum geht es Ihnen ja in Wirklichkeit, und deshalb sollten Sie sich dies auch aufschreiben. Wenn Sie beispielsweise geschrieben haben: «Ich wünsche mir einen besseren Job», wünschen Sie sich im Endeffekt vielleicht die Annehmlichkeiten, die ein besserer Job mit sich bringt.

Oder es geht Ihnen um die innere Befriedigung, die sich einstellt, wenn Sie Ihre Talente und Ihre Ausbildung adäquat einsetzen können. Vielleicht wollen Sie aber auch mehr Geld und finanzielle Sicherheit. Oder Sie sehnen sich einfach danach, in einer angenehmen, entspannten Atmosphäre zu arbeiten.
Das, was die Wunscherfüllung bei Ihnen auslöst, sollte immer in emotionalen Begriffen beschrieben werden, denn Gefühle, angenehme wie unangenehme, sind die Früchte Ihrer Lebenserfahrung, sozusagen der Gewinn, den sie daraus ziehen. Wenn Sie dereinst diese Welt verlassen, müssen Sie Ihre materiellen Schätze zurücklassen, aber Ihre Gefühle werden für immer bei Ihnen bleiben. Suchen Sie sich also sorgfältig aus, welche davon auf ewig Ihre Gefährten sein sollen.
[3.] Schauen Sie sich die Liste Ihrer Wünsche und der Wunscherfüllung noch einmal an. Gehen Sie sie von oben nach unten durch, und während Sie dies tun, suchen Sie nach zwei oder drei Begriffen, die alles auf der Liste zusammenfassen. Das scheint auf den ersten Blick unmöglich zu sein, aber wenn Sie genauer hinsehen, werden Sie erkennen, dass scheinbar ganz unterschiedliche Dinge ein gemeinsames Ziel haben. Teilen Sie Ihre Wünsche in zwei oder drei Gruppen auf, und finden Sie einen Begriff, der diese Gruppe angemessen beschreibt. Um ein einfaches Beispiel zu benutzen: Wenn Sie sich ein schöneres Haus, einen teuren Wagen oder neue Kleidung wünschen, dann ist das gemeinsame Ziel dieser drei Wünsche Wohlstand oder Fülle. (S. 60f)

An dieser Stelle bat Pieter die Freunde vom Himalaja-Klub, die Übung auszuprobieren. Jeder bekam Papier und Stift und zehn Minuten Zeit. Nur wenige schrieben gleich drauflos, wie Bradford vorgeschlagen hatte. Die meisten schlossen zunächst die Augen. Sie wollten nach innen spüren, was ihnen wirklich wichtig war im Leben. Die Bemerkung des Colonels, dass es letztlich auf die Gefühle ankomme, die man über den Tod hinaus mit sich nehme, hatte in ihnen den stärksten Eindruck hinterlassen. Sie übersprangen im Geiste ihre materiellen Wünsche. Wollten sie doch in Wahrheit «nur» bedingungslose Liebe, Glück und Seligkeit – auf ewig! Die alltäglichen Sorgen und Probleme schienen wie weggeblasen. «Ich wünsche mir dauerhaften inneren Frieden und Glückseligkeit!», schrieben sie. Da war es auch einfach, den Oberbegriff zu finden.

Nachdem Pieter die Wunschlisten eingesammelt und durchgelesen hatte, sagte er: «Ich bin erstaunt. Es scheint hier zwei Gruppen zu geben. Die einen wollen mehr Geld und materielle Sicherheit, die anderen zielen gleich auf das ewige Leben mit stets überfließender Liebe. Beides ist völlig berechtigt. Aber seid in Zukunft bitte ehrlicher euch selbst gegenüber. Unser gemeinsamer Lehrer möchte doch wohl, dass wir bei dieser Übung Schritt für Schritt durch eine Art Prozess gehen. Beim ersten Schritt geht es eben nicht darum, was wir uns wünschen *sollten*. Das sind Ideen. Vergesst nicht eure tatsächliche Situation, jetzt, in diesem Leben.» «Ja, aber der Colonel schrieb doch, dass wir die Gefühle auf ewig mit uns nehmen», wandte Alice ein. Sie war über achtzig, doch ihre Stimme klang wie die eines jungen Mädchens. «Meine Situation im Altersheim ist zwar nicht gerade rosig, aber ich werde sowieso bald sterben. Da wünsche ich mir eben etwas Schönes im Jenseits!»

Pieter überlegte eine Weile und erwiderte dann: «Ich weiß nicht, warum unser Colonel bei dieser Übung von Gefühlen schrieb, die ‹für immer› bei einem bleiben. Ich weiß nur, dass alle unsere Wünsche letztlich immer mit Gefühlen zu tun haben. Als ich mir wünschte, meine Freundin würde zu mir zurückkommen, und sie dann tatsächlich zurückkam, gab es nur Streit. Es war die Hölle. Was ich eigentlich wollte, war also wohl nicht meine Freundin, sondern ein Gefühl von Liebe und Erfüllung. Es scheint aber wichtig zu sein, sich der alltäglichsten Wünsche bewusst zu werden, um diesen Zusammenhang selbst zu erkennen. Die eigene Erkenntnis ist entscheidend. Wir alle sind ständig durch irgendwelche Wünsche getrieben, oft genug, ohne uns dessen bewusst zu sein. Es nützt doch nichts, wenn wir uns vormachen, dass wir alle letztlich nur den ewigen Frieden wollen. Wir müssen bei unseren konkreten Bedürfnissen beginnen und sehen, wohin die führen und was dahinter steckt.»

«Und das muss ich mir von diesem jungen Spund sagen lassen!», dachte Alice. Wie oft hatte sie in ihrem langen Leben, das ihr nun so kurz vorkam, danach gestrebt und darum gekämpft, dass sich die äußere Situation ihren Wünschen und Vorstellungen entsprechend verändern würde. Mal war es passiert, mal nicht. Ihren eigentlichen Wunsch nach Glück und Frieden hatte das alles nicht erfüllen können. Sie hatte Momente des Glücks erfahren, doch die schienen wie aus dem Nichts, ganz unabhängig von ihren Wünschen und den äußeren Umständen, aufgetaucht zu sein. Alice erkannte plötzlich, dass es durchaus einen Sinn ergab, sich eine bessere Heizung oder eine nette neue Bekanntschaft im Altersheim zu wünschen, ja, dafür auch etwas zu unternehmen und sich dabei zugleich im Klaren zu sein, dass solche Veränderungen nicht ihre tiefste Sehnsucht berührten. Sie ahnte, worauf Bradford hinauswollte, sagte jedoch nichts.

Befehle ans Überbewusstsein

Im Anschluss an die schriftliche Übung beschrieb der Colonel übergangslos eine weitere Übung:

> Danach sollten Sie eine klare Vorstellung Ihrer grundlegenden Ziele gewonnen haben. Fassen Sie diese jetzt zusammen, und formulieren Sie daraus einen einfachen Befehl. Der Befehl sollte positiv, kurz und direkt sein. Zum Beispiel: «Ich erhalte jetzt Glück, Kraft und Wohlstand!» Mehr ist nicht nötig. Wenn Ihr Befehl ausgesprochen wird, verwandelt er sich in ein Mantram oder, einfacher gesagt, in ein Hilfsmittel, das Sie benutzen können, um Ihr Überbewusstsein zum Handeln zu veranlassen. Wenn Sie ein Mantram haben, ist es ganz einfach, es auch anzuwenden. Sie müssen es nur laut und im Brustton der Überzeugung aussprechen. Seien Sie dabei nicht schüchtern! Fühlen Sie die Macht Ihrer Stimme, und sprechen Sie, als ob Sie einem dienstbaren Geist befehlen, Ihnen alles zu bringen, was Sie sich wünschen. Sobald Sie Ihr Mantram laut, ohne jedes Zögern und voller Überzeugung ausgesprochen haben, haben Sie alles Nötige schon getan. (S. 61f)

Wieder gab es in der Gruppe Gelegenheit zum Test. Jeder hatte für sich ein kurzes Mantram kreiert und konnte nun – zunächst gleichzeitig mit den anderen – probieren, wie es mit dem Aussprechen klappte. Bei dem lauten Durcheinander fiel es leicht, die eigene Stimme «im Brustton der Überzeugung» an einen unsichtbaren, hilfreichen Diener, das so genannte Überbewusstsein, zu richten. Doch anschließend sollte jeder sein Mantram allein sagen. Alle hatten sich zuvor damit einverstanden erklärt. Das Vertrauen in der Gruppe war stark genug. Das Feed-back der anderen sollte so sachlich und aufmunternd wie möglich sein und erwies sich als große Hilfe für alle.

Bei einigen wurde darauf hingewiesen, dass die Aussage vielleicht noch klarer und knapper formuliert werden könnte. Verneinungen wie «Ich möchte keine Schmerzen mehr haben» sollten grundsätzlich vermieden werden. Selbst Formulierungen wie «frei von Schmerzen und Angst» enthielten noch versteckte Negationen. Stattdessen wurden positive Begriffe wie Wohlgefühl und Freiheit vorgeschlagen. Solche Verbesserungsvorschläge konnte jeder problemlos akzeptieren.

Schwieriger war es bei der Aufgabe, den «Brustton der Überzeugung» zu treffen. Ein Sechzigjähriger donnerte sein Mantram im Feldwebelton, als wollte er eine ganze Kompanie in die Knie zwingen. Betretenes Schweigen. Schließlich meinte Pieter: «Das Mantram ist nicht gegen Feinde gerichtet. Es geht nicht darum, jemanden einzuschüchtern oder einen Untergebenen zurechtzuweisen. In Wirklichkeit gehört das Überbewusstsein doch zu dir. Du sprichst zu dir selbst, zu deinem höheren Selbst. Versuch es einmal mit einem etwas weicheren Ton. Durchaus klar und bestimmt, aber von Herzen kommend.» Der «Feldwebel» zeigte einen Anflug von Trotz. Er war beleidigt, versuchte es aber nach kurzer Zeit noch einmal. Die anderen nickten beifällig. Es klang weniger hart und hatte dadurch mehr Überzeugungskraft.

Bei einem anderen älteren Herrn fiel die hohe, dünne Stimme auf. Alle kannten ihn als Henry, den «Gelehrten», weil er schon öfter Zitate aus verschiedenen Weisheitslehren und Philosophien beigesteuert hatte. Bradford hatte ihnen beim letzten persönlichen Treffen ausführlich den Zusammenhang zwischen Stimme und sexueller Kraft erklärt. Das fünfte Chakra beeinflusse die Stimmbänder und sei zugleich unmittelbar mit dem zweiten, dem Sexualchakra, verbunden. Männer mit einer hohen, schrillen Stimme sollten sich darin üben, in einer tieferen Tonlage zu sprechen. Das rege die sexuelle Vitalität an.[4]

Auch in diesem Fall mochte zunächst niemand einen Kommentar abgeben. «Hohe Fistelstimme bedeutet: keine sexuelle Power», dachten alle. Eine gute Freundin des «Gelehrten» fasste sich ein Herz und sprach das heikle Thema an. «Henry, erinnerst du dich an die Stimmübung, die Colonel Bradford uns zum Abschied empfahl?» «Ja, ich weiß schon, was du meinst. Mimm, mimm, mimm, dabei immer tiefer werden. Ich wollte mir bisher nicht so recht eingestehen, dass ich das nötig habe. Aber es ist wohl so. Ich werde es ausprobieren. Aber ich war auch ziemlich aufgeregt und nervös, vor allen laut zu sprechen.»

Das Problem hatten auch andere. Den meisten wurde bei dieser Übung zum ersten Mal richtig bewusst, wie viel die Stimme verrät. Manch einer, der versucht hatte, möglichst überzeugend und sicher zu wirken, musste schon während seiner Darbietung feststellen, dass die Stimme künstlich und aufgesetzt klang – was die anderen dann auch bestätigten. Die Anwendung des Mantrams war wohl doch nicht so einfach. Andererseits war es ihre eigene Idee gewesen, sich gegenseitig zu checken. Vielleicht hatten sie die Messlatte höher gelegt als nötig. Möglicherweise achtete das Überbewusstsein nicht so genau auf den Tonfall. In jedem Fall war der «Stimmcheck» eine wertvolle Erfahrung gewesen. Jeder nahm sich vor, an seiner Stimme zu arbeiten und zu üben. Der Colonel empfahl in seinem Brief:

> Sprechen Sie Ihr Mantram, wenn Sie abends ins Bett gehen, und morgens gleich nach dem Aufwachen. Machen Sie es sich zur Gewohnheit, es mehrmals am Tag in regelmäßigen Abständen zu wiederholen. Wenn Sie vor einem Spiegel stehen, schauen Sie sich selbst direkt in die Augen, und wiederholen Sie voller Überzeugung das Mantram. (S. 62)

Doch es gab noch weitere Dinge zu beachten:

> In Ihrem Alltag sollten Sie aufmerksam beobachten, was Sie sagen und denken. Hüten Sie sich vor negativen Gedanken oder Worten, die Ihrem Überbewusstsein widersprüchliche Befehle erteilen, denn dies würde die positive Kraft des Mantrams neutralisieren. Wenn Sie sich dabei ertappen, hören Sie sofort damit auf, atmen Sie tief durch, und machen Sie die negativen Gedanken wirkungslos, indem Sie Ihr Mantram mit unerschütterlicher Überzeugung aussprechen. (S. 62)

Man konnte auch die stille Version anwenden, wenn das laute Sprechen in einer bestimmten Situation unangebracht war. Das gedachte Mantram werde so zum Mantra. Es sei jedoch nicht ganz so wirksam wie das laut gesprochene Mantram, meinte Bradford. In jedem Fall solle man sich auf das Endergebnis konzentrieren, das man sich herbeiwünsche.

Dann erläuterte der Colonel noch einmal die besonderen Eigenschaften dieses mysteriösen Überbewusstseins:

> Versuchen Sie niemals, Ihrem Überbewusstsein zu diktieren, wie es seine Wunder wirken soll! Das Überbewusstsein ist intelligenter und erfindungsreicher, als Sie es sich jemals vorstellen könnten. Wenn es in dem, was es bewirken will, einmal eine Richtung eingeschlagen hat, lässt es sich durch nichts entmutigen. Es gibt niemals auf, da es weiß, dass es unendlich viele andere Möglichkeiten gibt, ein beliebiges Ziel zu erreichen. Wenn Sie aber – aufgrund Ihrer momentanen Gedanken oder Ihrer eingefahrenen Denkweisen – versuchen, dem Überbewusstsein vorzuschreiben, wie es seine Arbeit tun soll, dann werden Sie seine Möglichkeiten einschränken und verhindern, dass es seine Magie entfalten kann. (S. 63)

«Na, da können wir doch gleich bei unserem alten ‹Vaterunser› bleiben!», meinte Rose, eine Dame um die Siebzig, beherzt. «Seit meiner Kindheit habe ich das gebetet: ‹Dein Wille geschehe, wie im Himmel, so auf Erden. Unser täglich Brot gib uns heute …› Nicht im Traum wäre mir eingefallen, Gott vorzuschreiben, wie er das anstellen soll!» Es war so still im Raum, dass niemand sich zu räuspern wagte. In jedem stiegen jetzt Fragen auf, so unerwartet wie Gäste, die unangemeldet vor der Tür stehen. War das Mantram eine Art Gebet? An wen richtete es sich denn nun? Unterbewusstsein, Überbewusstsein – was wussten sie schon davon? Wenn es solche Macht hatte, vielleicht war es ein anderer Name für Gott? Wie konnten sie sich dann anmaßen, dieser Macht Befehle zu erteilen? Eine Woge der Ratlosigkeit und Verunsicherung hatte alle ergriffen. Ihre Versuche, mit überzeugender Stimme zu sprechen, erschienen ihnen nun irgendwie beschämend und lächerlich. Als hätten sie versucht, Gott auszutricksen.

«Was schreibt der Colonel noch?», durchbrach jemand schließlich das drückende, gedankenlastige Schweigen. Pieter las vor:

> Der überbewusste Bereich Ihres Geistes ist eine ganz wunderbare Sache. *Es ist viel leichter, ihn dazu zu bringen, für Sie zu arbeiten, als sich selbst dazu zu bringen, mit ihm zu arbeiten.* Man könnte sagen, es macht dem Überbewusstsein Freude, darauf hinzuarbeiten, dass Sie alles erreichen, was Sie sich wünschen. Ein Wunsch ist eine sehr mächtige Kraft, und wenn Sie ihn einsetzen, um Ihr Überbewusstsein zum Handeln anzuregen, kann dieses gar nicht anders, als Ihnen Ihre Herzenswünsche auf eine Weise zu erfüllen, die Sie sich überhaupt nicht vorstellen können. (…)

Sie sollten aber noch eines wissen: Der überbewusste Bereich Ihres Geistes beurteilt Ihre Gedanken nicht, bevor er auf sie reagiert. Er unterscheidet nicht zwischen Schmerz oder Vergnügen, Kummer oder Glück, Gram oder Freude. Oder, um es anders zu formulieren: Für das Überbewusstsein gibt es keine angenehmen oder unangenehmen Gefühle. Es ist seine Aufgabe, Denkmuster in Materie umzuwandeln – *und zwar alle Denkmuster.* Diese Aufgabe könnte es gar nicht erfüllen, wenn es Ihre Gedanken zuerst in gut oder schlecht, glücklich oder unglücklich, wertvoll oder wertlos einteilen müsste.

Kurz gesagt lässt sich das wunderbar einfache Geheimnis, das Ihnen helfen wird, alles zu erreichen, was Sie sich wünschen, so formulieren: Verändern Sie Ihre Denkmuster, und Sie verändern Ihr Leben. Wenn Sie faszinierende Gedanken denken, wird das Überbewusstsein Ihr Leben mit faszinierenden Ereignissen erfüllen, anstatt mit langweiligen. (S. 63f)

Pieter hielt inne, überflog die nächsten Seiten des Briefes und meinte dann: «Es folgt ein neues Kapitel, und mir scheint, wir sollten für heute bei dem Thema Wunscherfüllung bleiben.» Nach einer längeren Pause meldete sich Henry mit gesenkter Stimme zu Wort. «Ich glaube, wir haben einfach noch zu viel Angst. In der Überlieferung – zumindest im Alten Testament – erscheint Gott als allmächtiger Übervater. Er kann zornig werden und strafen. Mir war das immer unheimlich. Einem solchen Gott wollte und konnte ich mich nicht anvertrauen. Vielleicht will uns der Colonel sagen, dass dies ein falsches Konzept ist. Gott ist uns viel näher, als wir zu glauben wagen. Er ist tief drinnen, in jedem von uns.»

«Er ist aber doch sicher kein Flaschengeist, dem wir nur zu befehlen brauchen, um alle Wünsche erfüllt zu bekommen!», wandte Rose ein, die mit ihrer Bemerkung zum Vaterunser für den drastischen Stimmungswechsel gesorgt hatte. «Der Colonel hat doch den Begriff Gott gar nicht verwendet», beschwichtigte der «Feldwebel». «Vielleicht ist das Überbewusstsein nur ein kleiner Teil, ein Aspekt der göttlichen Allmacht!»

«Augenblick mal, stopp! Wir kommen mit solchen Diskussionen nicht weiter», sagte Pieter, und in seiner Stimme schwang eine Autorität mit, die alle aufhören ließ. «Der Colonel ist nicht hier. Er kann uns also nicht hören und auch nicht antworten. Doch wer ist hier, wer hört jetzt zu? Das sind wir selbst, jeder von uns. Und gibt es da nicht etwas tief innen, das alles wahrnimmt, ohne zu bewerten? Wir sind uns doch der angenehmen und der unangenehmen Gefühle in gleicher Weise bewusst. Das ist, wie der Colonel schrieb, ein Merkmal des Überbewusstseins. Ich lese die Stelle noch einmal vor: ‹Es unterscheidet nicht zwischen Schmerz und Vergnügen, Kummer oder Glück, Gram oder Freude.›»

«Das Bewusstsein ist wie ein Spiegel – ja, ich habe das in buddhistischen Schriften gelesen», bestätigte Henry. «Es wird auch ‹reines Gewahrsein› genannt. Doch da war meines Wissens nie die Rede von einem dienstbaren Geist, der Wünsche Wirklichkeit werden lässt.» «Dann schlage ich vor, dass wir diese Aussage des Colonels einfach wie eine Hypothese, eine Annahme behandeln, die wir durch unsere Experimente im eigenen Leben entweder bestätigen oder widerlegen werden», schlug Pieter vor. «Was auch immer unsere Denkmuster in Bezug auf unsere Welt umgestaltet, ob wir es nun Gott oder Überbewusstsein nennen – es muss ja wohl erst mal unsere Gedanken und Wünsche wahrnehmen können. Das ist doch einleuchtend, oder? Und ob es stimmt, dass unsere Gedanken unsere Wirklichkeit erschaffen, können wir doch nur selbst herausfinden. ‹Verändern Sie Ihre

Denkmuster, und Sie verändern Ihr Leben!› Ich verstehe das wie ein wissenschaftliches Experiment. Der Colonel hat uns die nötigen Anleitungen dazu gegeben. Die Frage ist doch eigentlich: Wollen wir uns auf dieses Experiment einlassen oder nicht?» Pieter schaute in die Runde. Ja, sie waren alle zu dem Experiment bereit.

Erste Ergebnisse

«Also, ich habe meine kleine Wohnung nicht in ein Märchenschloss verwandeln können», berichtete Alice beim nächsten Treffen am 9. September 1943. «Aber ich wollte ja auch nur, dass es endlich mal warm wird. Der mürrische Hausmeister sollte mir helfen, die Heizung zu überprüfen. Das war mein Wunsch ans Überbewusste: ‹Ich möchte es bei mir warm und angenehm haben!› Ich sagte das Mantram drei Tage lang wenigstens dreißigmal, und nichts geschah. Dann hörte ich den Hausmeister im Hausflur mit jemandem sprechen. Normalerweise hätte ich nicht den Mut gehabt. Doch jetzt ging ich raus und sprach ihn an, ganz freundlich und direkt. Und zum ersten Mal schien er mir überhaupt zuzuhören. Ich spürte in mir eine ungewohnte Sicherheit – und eine Resonanz von seiner Seite. Zwei Tage später kamen die Handwerker und reparierten die Heizung. Für mich war es wie ein kleines Wunder!»

Herman druckste herum. Was er sagen wollte, war ihm offensichtlich peinlich. «Also gut», polterte er unbeholfen heraus. «Ich hab mir gewünscht, von meiner Tochter besucht zu werden. Mein Mantram war: ‹Ich möchte mehr Kontakt und Verbindung zu den Menschen.› Doch eigentlich wollte ich nur wieder mit meiner Tochter reden. Nach einem Streit hatte sie jeden Kontakt mit mir vermieden, zwei Jahre lang. Ich fühlte mich im Recht. Sie hatte sich gemein und selbstsüchtig verhalten. Während der ersten Woche meines Mantram-Übens kamen bereits Kontakte mit Menschen zustande, aber nicht die, die ich mir gewünscht hatte. Doch ungewöhnlich waren sie schon.»

Herman strich sich nachdenklich über den grauen Schnauzbart. «Da war zum Beispiel meine Nachbarin. Sie klingelte an der Tür, mit einer Flasche Wein in der Hand, und sagte: ‹Die habe ich geschenkt bekommen, aber ich kann sie unmöglich allein schaffen. Wollen Sie mir nicht helfen? Sie haben mir doch auch geholfen, die schwere Einkaufstasche zu tragen!› Das hatte ich längst vergessen. Na ja, wir tranken zwei, drei Gläschen. Sie erzählte von ihrer Familie und ich von meiner. Und dann sagte sie etwas, das mich traf wie der Blitz: ‹Wissen Sie, manchmal muss man sich nur einen kleinen Ruck geben, um ein Missverständnis auszuräumen. Man ruft einfach an und sagt: Du, es tut mir Leid. Ich habe dich vielleicht verletzt. Das wollte ich nicht. Bitte sei mir nicht mehr böse!›» Genau das habe ich dann gemacht. Und am nächsten Tag besuchte mich meine Tochter. Wir haben uns stundenlang unterhalten. Ich war so glücklich – und sie auch!»

Elise meinte dazu seufzend: «Ja, so was Ähnliches habe ich mir auch gewünscht. Aber es hat bisher nicht funktioniert.» Sie versank in ein trübseliges Schweigen. «Na, so schlimm kann es doch nicht gewesen sein», kamen die ersten Ermunterungen. «Was war denn dein Mantram?» Elise richtete sich auf und intonierte: «Ich wünsche mir Gesundheit, Freude und Glück!» Dann sank sie wieder in sich zusammen und murmelte: «Hat ja doch keinen Sinn.» Herman fragte nach: «Vielleicht ist doch etwas geschehen, was in die gewünschte Richtung ging, und du hast es nur noch nicht gemerkt?» «Genau», meinte Rosalind. «Unsere Wünsche erfüllen sich doch oft auf eine Weise, die wir nicht voraussehen können. Gab es nicht irgendetwas, das dir aufgefallen ist, auch wenn es unangenehm war?»

Elise überlegte. «Mein Arzt sagte, ich soll die Diät strenger einhalten. Dann würde ich mich besser fühlen.» «Und, hat es gewirkt?» «Wie, gewirkt? Das sagt der mir schon seit Jahren!» «Hast du denn irgendetwas verändert?» «Das bringt doch nichts!» «Hörst du nicht, was du da selbst sagst? Das ist doch genau der Punkt. Du lehnst die Ratschläge ab.» Pieter schaltete sich ein. «Elise, sag doch noch einmal so klar und deutlich wie möglich, mit aller Überzeugungskraft: ‹Das bringt doch nichts!›, und hör dir dabei genau zu.» Elise sah ihn zunächst an, als hätte er verlangt, sie solle ihre heiß geliebte, warme Nerzstola herschenken. Doch in ihren Augen funkelte etwas. Mit überschlagender Stimme brach es plötzlich aus ihr heraus: «Das bringt doch nichts, das bringt doch nichts!» Sie lachte und schluchzte zugleich.

Das Mantram OM

Im zweiten Teil seines Briefes ging Colonel Bradford noch einmal kurz auf das Überbewusstsein ein. Am besten spiegele das Mantram die aktuelle persönliche Entwicklung wider. Hätten sich die Ziele aufgrund neuer Erkenntnisse geändert, solle man sein Mantram entsprechend ändern. Und es sei nicht sinnvoll, ein Mantram in einer fremden Sprache zu benutzen.

> Ich erwähne dies, weil gewisse Lehrer aus dem Osten Mantrams bevorzugen, die zwar für Menschen, die die betreffenden asiatischen Sprachen sprechen, gut und hilfreich, für Menschen, die sie nicht verstehen, dagegen völlig nutzlos sind. Selbst wenn man

> ihnen die Bedeutung dieser Worte mitteilen würde, wären sie für ihr Überbewusstsein nichts als unverständliches Kauderwelsch, und es könnte nichts Gutes dabei herauskommen. (S. 64)

Das passte zu der Aufforderung, dass man sein Mantram im Brustton der Überzeugung sprechen solle. Das Mantram war nach diesem Konzept ein Mittel der Kommunikation. Der Sprecher musste in der Lage sein, jedes Wort mit einer bewussten Absicht zu verbinden – er musste voll hinter seinen Worten stehen können. Das war nur mit einer vertrauten Sprache möglich. Doch nun, im folgenden Absatz, sprach der Colonel eine Ebene an, die über die der Bedeutung und des Verstehens hinausging:

> Es gibt allerdings eine Ausnahme. Ein bestimmtes Wort, das aus dem Osten stammt, hat eine magische Wirkung auf das Überbewusstsein, das Gehirn und das gesamte zentrale Nervensystem. Dieses Wort heißt OM. Eigentlich ist es gar kein Wort, sondern ein Klang, denn sein Wert liegt in seiner Klangschwingung und nicht in seiner Bedeutung. Daher wird jeder Mensch, der OM seiner Schwingung wegen verwendet, auch davon profitieren – und zwar unabhängig davon, welche Sprache er spricht oder versteht. Mit einer Einschränkung allerdings: Es kann nur ein Mensch davon profitieren, der auch bereit ist, eine so hohe und machtvolle Schwingung zu empfangen.
>
> Der Gebrauch des OM – ich nenne dies den siebten Ritus – kann bei einem Menschen, der dazu innerlich bereit ist, außerordentliche Resultate hervorbringen. Wenn es korrekt intoniert wird, hat seine Schwingung eine außerordentlich stimulierende Wirkung auf die Zirbeldrüse, die mit dem siebten und höchsten Energiewirbel in Verbindung steht. (S. 61f)

Da war er also, der siebte Ritus! Bradford hatte ihnen das Singen des OM bereits bei ihrem letzten Treffen nahe gelegt und die Übung auch kurz beschrieben. Nur hatte er dabei nicht von einem Ritus gesprochen. Henry meinte skeptisch: «Das ist ja merkwürdig: Erst sollen wir üben, unserem Überbewusstsein klar und direkt unsere Wünsche mitzuteilen, und dann kommt der Colonel mit einem ‹Ausnahme-Mantram›, das nur als Klang wirkt und keine Bedeutung hat.Versteht ihr das?» Kopfschütteln. Pieter wartete weitere Reaktionen ab, doch es kamen keine. «Der Brief ist noch nicht zu Ende. Ich lese besser weiter vor.»

Der Colonel warnte im Folgenden vor einer voreiligen und unvorbereiteten Anwendung des OM. Damit die hohe Schwingung des heiligen Klanges wirken könne, solle man sein Leben «auf eine höhere Ebene hin ausrichten».

> Versuchen Sie daher nicht eher, den siebten Ritus zu üben, bis die ersten fünf Riten Ihr physisches und psychisches Wesen auf eine höhere Ebene gehoben haben. Ihre Schwingung muss so hoch sein, dass Sie sich von den negativen Wirkungen aller suchterzeugenden Drogen befreit haben. Dazu gehören auch Alkohol und Nikotin in jeder Form. (S. 65)

Es folgten Tipps zu einer fett- und zuckerarmen Ernährung und der dringliche Hinweis, täglich wenigstens drei Liter Wasser zu trinken. Nicht nur wegen der Reinigung von Schlacken und Schadstoffen[5], sondern auch, weil Wasser «ein ausgezeichneter Leiter von elektrischen Impulsen und Klangschwingungen» (S. 66) sei. Man solle sich einen Monat lang an den ungewohnt hohen Wasserkonsum gewöhnen und erst dann mit dem siebten Ritus beginnen. Dann folgte eine ausführliche Beschreibung, wie der Ritus auszuführen ist.

Die Übung des siebten Ritus

Um diesen Ritus auszuführen, sollten Sie sich aufrecht hinstellen oder sich in einen bequemen Sessel setzen. Entspannen Sie sich völlig, aber fallen Sie nicht in sich zusammen. Bewahren Sie die aufrechte Haltung, und halten Sie das Kinn gerade, damit die Stimmbänder nicht eingeengt werden. Wenn Sie möchten, können Sie sich auch flach auf ein hartes Bett oder auf den Boden legen, aber Sie dürfen sich kein Kissen unter den Kopf legen, denn das würde den Kopf nach vorne schieben und dadurch die Bewegung Ihrer Stimmbänder einengen.

OM wird mit langem «O» gesprochen, wie das Wort Rom, nur ohne das «R». Um diesen magischen Klang korrekt zu intonieren, atmen Sie zunächst ganz tief ein, ohne aber Ihre Lungen so weit zu füllen, dass Sie das Gefühl haben zu platzen. Dann sprechen Sie den Vokal *Oh-h-h …* mit einer tiefen, kräftigen, klangvollen Stimme. Ihr Mund sollte leicht geöffnet sein, Ihre Lippen rund. Ihre Zunge sollte sich hinten im Mund befinden und leicht gegen den hinteren Gaumen gehoben werden. Halten Sie dieses *Oh-h-h …* etwa fünf Sekunden lang. Dann fahren Sie fort, indem Sie Ihren Unterkiefer entspannen, den Mund schließen, die Lippen gerade halten und die Zunge flach im Mund entspannen, so dass der Klang M-m-m-m-m-m-m … entsteht. Halten Sie diesen Klang etwa zehn Sekunden lang.

Wenn Sie das *Oh-h-h-h …* ertönen lassen, sollten Sie Ihre Stimme durch den Brustraum erklingen lassen; das *M-m-m-m-m-m-m …* sollte durch die Nebenhöhlen erklingen. Wenn Sie es richtig machen, werden sich die beiden Klänge zu einem einzigen *O-h-h-m-m-m-m-m-m …* vereinigen.

Wenn Sie zum Ende gekommen sind, entspannen Sie sich, und atmen Sie ein- oder zweimal ein und aus, bevor Sie den Laut

OM wiederholen. Drei- oder viermal hintereinander reichen völlig aus. Tun Sie des Guten nicht zu viel, und hören Sie sofort auf, wenn Ihnen auch nur im Geringsten schwindlig werden sollte. Nach ungefähr einer Stunde wiederholen Sie das OM mehrmals. Anfangs sollten Sie diesen Ritus nicht öfter als zehnmal am Tag ausführen, selbst wenn Ihnen dabei nicht schwindlig wird. Für einen Anfänger ist es nicht gut, die Zirbeldrüse intensiv zu stimulieren.» (S. 66f)

Bradfords letzte Worte

Die Gruppe übte den siebten Ritus nach der Anleitung des Colonels. Es gab keine Probleme dabei, im Gegenteil. Der tiefe Klang des OM schien sich über den ganzen Körper auszubreiten und jede Zelle mitschwingen zu lassen. In diesen Klang konnte man sich tiefer und tiefer hineinsinken lassen. Gedanken tauchten nur noch gelegentlich auf – wie harmlose, niedliche Fische, die an der Oberfläche eines Sees spielten, während man darunter in einem unendlichen Raum schwebte. Welch ein Frieden, welch eine Gelassenheit! Doch natürlich ging dieser wunschlose Zustand auch vorüber. Sie saßen wieder in der Runde und besprachen ihre Eindrücke. Henrys Bemerkung kam ihnen in den Sinn. Was hatte dieser Ritus mit dem Wünschen zu tun? Pieter las die nächsten Absätze aus dem Brief vor:

Es ist am besten, wenn Sie Ihr persönliches Mantram nicht in derselben Sitzung benutzen, in der Sie den siebten Ritus ausführen. Dieser sollte nur dann geübt werden, wenn Ihr Geist ganz still und frei von allen Gedanken ist. Sie können den siebten Ritus allerdings mit einem Mantra kombinieren und dabei ausge-

> zeichnete Resultate erhalten. Wenn Sie fünf Sekunden lang das Oh-h-h … des OM erklingen lassen, erlauben Sie Ihrem Geist, absolut still und ruhig zu sein. Wenn Sie dann zehn Sekunden lang M-m-m-m-m-m … intonieren, wiederholen Sie Ihr Mantra mehrmals mental.
> Sie sollten das Mantra, das dieselben Worte wie das Mantram enthalten kann, schon vorbereitet haben, bevor Sie beginnen. Es sollte auf jeden Fall als Befehl zur Verwirklichung Ihrer grundsätzlichen Ziele formuliert werden. Achten Sie dabei ganz besonders darauf, dass es keine negativen Gedanken enthält oder Worte, die Ihre Anstrengungen wieder zunichte machen würden. (S. 67)

Das Mantram OM und das persönliche Mantram schlossen sich also gegenseitig aus. Wie sollte man beim OM auch einen laut gesprochenen Satz wie «Ich möchte reich und glücklich sein!» einbauen? Das war allenfalls in Gedanken, eben als Mantra, möglich. Doch widersprach der Colonel sich nicht selbst? Einerseits sollte der Geist beim siebten Ritus «ganz still und frei von allen Gedanken» sein. Andererseits durfte das Mantra eingesetzt werden. Damit wurde doch der Geist aktiviert. Man konzentrierte sich auf die Erfüllung eines Wunsches. Und gerade hatten sie erlebt, wie wunderbar dieser friedvolle Zustand ohne alle Wünsche und Sorgen war. Was wollten sie mehr?! Ihr persönliches Ziel, egal ob als Mantram oder als Mantra anvisiert, war in diesem Zustand nicht mehr wichtig. Sie hatten die Kombination des OM mit dem Mantra ebenfalls ausprobiert: Es erschien geradezu anstrengend, aus diesem tiefen, inneren Frieden heraus an das «vorbereitete Mantra» zu denken. Viel lieber wären sie alle tiefer in das OM hineingesunken. Und der Schluss von Colonel Bradfords Brief schien ihr Gefühl zu bestätigen:

Da dieser Ritus so machtvoll ist, ist er nur für reife Menschen gedacht. Auf keinen Fall sollte er von Menschen unter 21 Jahren ausgeführt werden. Er wird denen am meisten nützen, die ein Alter erreicht haben, in dem sich die Lebensweisheit natürlich vertieft.

Es ist sogar so, dass ältere Männer und Frauen schnellere Fortschritte erzielen als jüngere, sobald sie begonnen haben, ihre Schwingungsfrequenz zu erhöhen. Das liegt zum Teil daran, dass sie gelernt haben, hinter die Ablenkungen und Illusionen der materiellen Welt zu schauen, in der die Freude so vergänglich ist wie ein welkes Blatt im Wind. Sie wissen, dass der wahre Lohn des Lebens nicht außerhalb ihrer selbst gefunden werden kann, sondern nur in jener Welt, die sich in ihrem Inneren befindet. Auf ihren inneren Reisen haben die Weisen längst vergangener Zeiten alle den siebten Ritus benutzt, um die Schwingungsfrequenz ihres Geistes und ihres Körpers zu erhöhen. Wenn auch Sie dies tun, wird Ihnen nicht nur die Jugend an Körper und Geist zuteil werden, sondern auch der Schatz unvergänglicher Weisheit.

Zum Schluss möchte ich Sie alle ermutigen, diese neue Herausforderung anzunehmen und auf der Stelle damit zu beginnen. Denn obwohl Sie wunderbare Fortschritt erzielt und viel erreicht haben, sind diese Dinge doch nichts im Vergleich zu den Wundern, die auf Sie warten, wenn Sie sich auf die Reise nach innen machen. Wenn Sie dies tun, wird es für Sie keine Rückkehr geben, denn direkt vor Ihnen liegen großartige Dinge. Sie brauchen nur zuzugreifen.

In treuer Verbundenheit
Colonel Bradford (S. 67f)

Kelders Konzeption

Die Struktur des Buches

Peter Kelders 1939 in den USA veröffentlichtes Buch *The Eye of Revelation* (wörtl. «Das Auge der Offenbarung») erschien erst fünfzig Jahre später erstmals in deutscher Übersetzung. Unter dem griffigen Titel *Die Fünf »Tibeter«®* wurde die deutschsprachige Ausgabe – anders als in den USA – zu einem Bestseller. Mit 1,5 Millionen verkauften Exemplaren zählt es heute zu den meistverkauften esoterischen Sachbüchern im deutschsprachigen Raum. Die ersten fünf Riten standen und stehen dabei zweifellos im Mittelpunkt des Interesses. Sie bilden als einfache, fließende Sequenz eine Einheit, sind leicht zu vermitteln und zu üben und zeigen nachweislich bald positive Ergebnisse.

Allerdings hat schon Kelders Originalausgabe von 1939 vier Teile. Nur im ersten Teil geht es um die fünf Riten, die berühmten Fünf »Tibeter«. Der zweite Teil stellt den sechsten Ritus oder den sechsten »Tibeter«, die Transformation sexueller Energie, vor. Im dritten Teil beantwortet Bradford Fragen zur richtigen, gesunden Ernährung. Der vierte Teil entwickelt unter der Überschrift «Die Energie der Stimme» ein Konzept, wie sich durch eine gezielte Veränderung des Stimmklangs die Lebenskraft steigern lässt. Der Colonel spricht in diesem Zusammenhang vom tiefen Mantra-Chanting tibetischer Lamas und schlägt bereits die Übung des OM vor. Vom «siebten Ritus» ist noch keine Rede. Außerdem geht der Colonel im Abschnitt «Das Wunder wirkt weiter» auf die Kraft der Vorstellung ein.

In einer überarbeiteten Fassung von 1947 kam ein fünfter Teil dazu. Dieser Teil erscheint in den deutschen Ausgaben seit 1996 als «Das Verlorene Kapitel». Er enthält Bradfords Brief an den Himalaja-Klub. Hier werden die im vierten Teil angesprochenen Ideen in umgekehrter Reihenfolge weiter ausgeführt und vertieft: zunächst die Bedeutung der geistigen Einstellung, und wie sich Wünsche – speziell der Wunsch, gesund und vital zu bleiben – durch das «persönliche Mantram» verwirklichen lassen. Daraufhin wird das OM gleichsam offiziell als siebter Ritus bestätigt.

Unterteilen wir die Gliederung in vier oder fünf Teile, erscheint es kaum plausibel, dass der Autor nur die fünf Übungen aus dem ersten Teil beachtet wissen wollte. Er hat wohl eher eine dramaturgische Steigerung im Sinn gehabt. Das würde auch dem traditionellen Yoga-Konzept der sieben Energiewirbel entsprechen: Der Schüler arbeitet sich schrittweise von den unteren Chakren nach oben bis zum siebten Energiewirbel vor.

Zwar lassen sich die ersten fünf Riten nicht eindeutig den unteren fünf Energiezentren zuordnen. Der sechste Ritus hängt jedoch eng mit dem sechsten Chakra und der siebte Ritus mit dem fünften und dem siebten Chakra zusammen. Auch macht Kelder deutlich, dass es hier um höhere Anforderungen und entsprechend höhere Energien oder Schwingungen geht. Der Leser kann diese zum Teil aus der traditionellen Literatur übernommenen Warnungen und Einschränkungen als Anreiz und Herausforderung verstehen. Er kann sich aber auch entmutigen lassen und sagen: «Das ist nichts für mich!» In jedem Fall handelt es sich wie bei einem Abenteuerroman um eine bewusst inszenierte Steigerung, wo der Held immer neue und noch schwerere Aufgaben lösen muss. Das heißt, der sechste und der siebte Ritus sollten eigentlich wichtiger sein als die ersten fünf und nicht – wie es bisher passiert ist – ignoriert werden.

In meinem Buch *Der Sechste »Tibeter«®. Das Geheimnis erfüllter Sexualität* habe ich am Kelder-Text aufgezeigt, warum sich der sechste Ritus nicht durchsetzen konnte. Die von Kelder beziehungsweise Bradford gestellten Bedingungen der sexuellen Enthaltsamkeit (Zölibat) sind heutzutage unzumutbar und völlig übertrieben. Der Text entstand lange vor dem New-Age-Boom und traf in manchen Punkten einfach noch nicht den Zeitgeist.

Beim siebten Ritus müssen dem Leser die Einschränkungen fast noch unverständlicher, man möchte fast sagen unsinniger erscheinen als beim sechsten. Warum soll das OM auf keinen Fall von Menschen unter 21 Jahren intoniert werden? Warum darf man weder rauchen noch Alkohol trinken, noch Zucker essen? Hier greift Kelder gewisse Ideen, ja Ideologien auf, die noch aus der Zeit der *Veden* stammen. Sie müssten aus dem historischen Rahmen heraus erläutert und nicht wie ein unumstößliches, universelles Gesetz behauptet werden. Während die ersten fünf Riten jedem ohne Bedingung zugänglich gemacht werden, scheinen der sechste und der siebte Ritus mit einer Aura unerreichbarer Heiligkeit umgeben, die der Sache nicht angemessen ist. Tatsächlich wäre es zu begrüßen, wenn sogar Schulkinder täglich das OM übten. Der Klang macht wach und konzentriert. Er fördert die Intelligenz.

Zur Person Peter Kelder

Wir finden im Text von Peter Kelder tiefe Weisheit neben Ungereimtheiten und Ideen, die heute nicht mehr tragbar sind. Das ist übrigens auch in den uralten Weisheitstexten der Menschheit so, in den *Veden*, der Bibel. Man muss mit der gebotenen Achtung und Vorsicht versuchen, die Spreu vom Weizen zu trennen. Und

Kelder war kein Mystiker. Der Name ist kein Pseudonym für einen mysteriösen Eingeweihten.

Peter Kelder war holländischer Abstammung, sein Vorname eigentlich Pieter. Er studierte Wirtschaftswissenschaften und arbeitete als Aushilfskraft in einem Verlag, um sich in den Semesterferien etwas Geld zu verdienen. Eines Tages wurde er von seinem Chef gerufen, um ein Gespräch mitzuschreiben. Ein alter Freund des Chefs war zu Besuch gekommen und hatte Interessantes von seiner Himalajareise zu berichten. Colonel Bradford hat also wirklich gelebt. Peter Kelder machte aus seinen Aufzeichnungen jenes Buch, das jahrzehntelang in den USA fast völlig unbeachtet blieb. Der amerikanische Verleger Harry Lynn entdeckte es in den Achtzigerjahren wieder – die Rechte waren frei, der Autor nicht auffindbar. Nach dem enormen Erfolg in Deutschland intensivierte Lynn seine Suche nach Kelder. Er wollte ihn an dem Erfolg teilhaben lassen. Und schließlich fand man ihn. Der Herausgeber der deutschen Ausgabe, Volker Karrer, besuchte Kelder 1994 in Los Angeles. Der über Achtzigjährige erwies sich als humorvoller und verschmitzter Eigenbrötler. Er wehrte sich allerdings vehement dagegen, in der Öffentlichkeit aufzutreten, und bat darum, dass seine Identität und sein Aufenthaltsort nicht bekannt gegeben würden. Anfang 2001 starb Peter (Pieter) Kelder friedlich im Alter von achtundachtzig Jahren.

Das OM hat viele Aspekte

Doch kehren wir zu Kelders Buch zurück. In der ersten Fassung nannte Colonel Bradford den sechsten Ritus «die Krönung des Ganzen». Nach der Überarbeitung war der siebte Ritus die «eigentliche Krönung», in Entsprechung zum «Kronenchakra».

Hier beginnt die unendliche spirituelle Reise. Sie führt über das begrenzte individuelle Leben, über Zeit und Raum hinaus. Und in diesem Sinne wird das OM in Indien und Tibet seit Jahrtausenden ja tatsächlich verstanden. Es repräsentiert Brahman, das Absolute jenseits aller Formen und Gedanken. Zwar haben Brahmanen-Priester immer wieder versucht, die Energie des OM für sich zu reservieren. Doch wir brauchen uns heute von solchen Tricks und Machtspielchen nicht mehr beeindrucken zu lassen. Jeder kann diesen Klang verwenden und wird genau den Nutzen daraus ziehen, der für ihn wichtig und richtig ist.

Vieles von dem, was Colonel Bradford über das Mantram schreibt, erinnert an Theorien des positiven Denkens, die aus den USA nach Europa gelangt sind. Der Begründer dieser Richtung, Prentice Mulford, schrieb sein einflussreiches Büchlein *Vom Sinn und Unfug des Lebens und Sterbens* bereits um 1900.[6] Gut möglich, dass Kelder es kannte. Mulford ging so weit zu behaupten, dass wir nur deshalb sterben müssten, weil wir davon überzeugt seien. Könnten wir uns von diesem Glaubenssatz befreien, würden wir ewig in unserem Körper leben! Ein uralter Menschheitstraum. Denkt man darüber nach – ein Albtraum. Auf ewig diese Person mit diesem Körper, mit diesen Gewohnheiten, mit dieser Lebensgeschichte im Kopf sein – wollen wir das? Wirklich? Wollen wir nicht im Grunde nur leben und dabei glücklich sein? Und ahnen wir nicht, dass das Leben besser weiß, wie das geht, als wir?

Achten wir auf die Essenz von Bradfords Anleitungen. Im Grunde will er uns nur auf die Spur bringen, dass unsere negativen Gedankenmuster, die persönlichen Sorgen und Ängste, dem Fluss des Lebens im Wege stehen. Er vertritt die Idee des positiven Denkens nur scheinbar. Sonst würde er nicht am Schluss das OM als siebten Ritus einbringen. Das OM löst nämlich alle Wünsche auf im Zustand der Wunschlosigkeit. Diesem Zustand gilt all unser Wünschen. Wir wollen wunschlos glücklich sein. Und zugleich glauben wir, die Erfüllung eines bestimmten Wunsches würde uns diesem geahnten inneren Frieden näher bringen. Doch im OM, so sagt die Tradition, schwingt das ganze Sein. In diesem Klang verschwindet jeder Wunsch. Jeder Moment des Lebens ist in sich erfüllt.

Warum kommt Bradford nicht gleich zu Beginn seines Briefes auf den Punkt: Üben Sie das OM, und Sie werden sich wunschlos glücklich fühlen? Nun, probieren Sie es doch einfach mal aus: Singen Sie zehn Minuten lang das OM, und erforschen Sie, was währenddessen und danach geschieht. Vielleicht kommt nie wieder ein Wunsch auf! Alles ist möglich. Doch wahrscheinlicher ist, dass schon bald danach alles wieder so weiterzugehen scheint wie bisher: dieselben Sorgen und Wünsche. Und doch, es mag einen kurzen Moment der Wunschlosigkeit gegeben haben, kaum bemerkt, aber etwas wirkt weiter. Deshalb denke ich: Der siebte Ritus, das OM, kann von jedem zu jeder Zeit geübt werden, ohne jede Vorbedingung, das heißt unabhängig vom Alter, von Drogenkonsum, von sonstigen Lebensumständen. Es ist eine einfache und effektive Meditation, eine wunderbare Gelegenheit, die Gegenwart ohne Wünsche und Sorgen zu erleben.

Doch es wäre Augenwischerei, Ihnen mit dem siebten Ritus Glückseligkeit zu versprechen. Wünsche kommen in der Regel immer wieder. Deshalb besteht Bradford darauf, sich mit allen Wünschen so direkt und praktisch wie möglich auseinander zu setzen. Es gibt Geschichten von Yogis, die monate- oder jahrelang bis zur völligen Erschöpfung das OM sangen und dann plötzlich über irgendjemanden herfielen und ihren ganzen Hass oder ihre Frustrationen an dem Betreffenden abreagierten. Sie hatten versucht, ihre eigentlichen Bedürfnisse durch das OM gleichsam zu betäuben oder zu verdrängen. Das geht eben nicht.

Doch lassen wir einmal diese gesamte so genannte Spiritualität beiseite und beschränken uns auf die praktischen Vorteile, die Kelders siebter Ritus für den wirkungsvollen Einsatz unserer Stimme bietet. Da ist interessanterweise sehr viel zu holen. Ich möchte sogar behaupten: Der siebte Ritus wirkt weitaus verlässlicher in allen alltäglichen Situationen, wo es auf die Wirkung von Stimme und klarem Verstand ankommt, als bei dem spirituellen Wunsch nach Erleuchtung.

Hier die wichtigsten Punkte in Stichworten:

1. Aus der Praxis der sechs Riten entstehen die optimalen Voraussetzungen für einen überzeugenden Einsatz der Stimme: die richtige Körperhaltung und die richtige Atmung.
2. Aus der schriftlichen Übung zum Mantram (Wunschdefinition) entsteht Klarheit darüber, was ich will. Das wirkt sich in jedem Gespräch aus.
3. Aus der Übung «Befehl an das Überbewusste» entsteht ein Gespür dafür, dass jeder Gedanke, jeder Satz letztlich genau dort ankommt, wo ich bin – als wahrnehmendes Bewusstsein. Gleichgültig, ob ich zu mir selbst, zu meinem Chef, meiner Geliebten, meinen Kindern oder irgendeinem Beliebigen spreche oder «denke». Ich wende mich an das Ganze, an das Leben selbst.
4. Der Klang der Stimme hängt nicht nur von den Genen oder von Stimmübungen ab. In der Stimme, in jedem «Äh» oder «Oh», in jedem Wort, jeder Nuance des Gesprochenen äußert sich unweigerlich, was ich denke und fühle. Deshalb hilft eine geistige Disziplin wie das Mantram, sich effektiver auszudrücken und mitzuteilen.
5. Das OM stimuliert die Zirbeldrüse und wirkt sich positiv auf das zentrale Nervensystem aus.

3

EIN STIMMSEMINAR

Die Grundlagen

Im Klangraum wandern

Es war vollkommen dunkel im Raum. Nur wenn ein weiterer Seminarteilnehmer hereinkam, konnte man die bereits Anwesenden schemenhaft erkennen. Die meisten saßen auf dem Boden, der mit weichen Matten ausgelegt war. Einige lagen auf dem Rücken, ein paar standen und wiegten sich leicht zur gedämpften Entspannungsmusik. Die Musik verebbte, und einige Minuten lang waren nur Geräusche zu hören, die Nervosität und Spannung verrieten: Jemand kramte ein Taschentuch hervor und schnäuzte sich, ein Hustenbonbon wurde aus dem Papier gerollt, einige rutschten auf dem Boden herum, andere räusperten sich.

«Herzlich willkommen zu ‹Faszination Stimme›. Ich heiße Karin und leite dieses Seminar.»[1] Die Stimme kam aus der Mitte des Raums. Die Seminarleiterin musste dort schon unerkannt einige Zeit gesessen oder gestanden haben. Ihre Stimme klang warm und voll, wohltuend und beruhigend. «Ihr werdet euch vielleicht über diesen ungewöhnlichen Beginn im dunklen Raum gewundert haben. Die Idee dabei ist, dass wir uns zuerst nur über die Stimme und das Hören begegnen. Und weil die Stimme etwas sehr Intimes ist, wie ihr bald erkennen werdet, schlage ich vor, dass wir uns per Du und mit dem Vornamen anreden.

Bitte stellt euch nun aufrecht hin und spürt den Boden unter euren Füßen. Schließt die Augen und beginnt zu summen. Hört ihr, wie sich eure Stimme mit den Stimmen der anderen mischt?

Nun könnt ihr euch langsam im Raum bewegen. Keine Angst, es gibt hier keine Hindernisse. Atmet ruhig und lasst den Ton ohne Anstrengung kommen. Es kann auch eine kleine Melodie daraus werden. Vielleicht entsteht mit dem einen oder anderen eine Art Dialog, ein Frage- und Antwortspiel in Melodien. Und dann geht wieder weiter …»

Karin sprach mit längeren Pausen. Ihre Stimme hob sich zwar deutlich von dem Gesumme der anderen ab, fügte sich aber zugleich harmonisch in das Ganze ein, versuchte nie, zu übertönen, inspirierte, wenn die Energie zu erlahmen schien. «Nun könnt ihr etwas mehr mit eurer Stimme spielen. Probiert einfach mal aus, was euch gerade einfällt. Brrrr. Mmmm. Ooh. Aaah. Sch. Psst. Zack, zick, zuck. Tockitockitack. Bitte nicht brüllen. Versucht immer, die anderen zu hören. Geht auf die Stimme des anderen ein. Lasst auch ruhig mal eine Pause, aber nicht länger als eine halbe Minute.» Karin bewegte sich wie die anderen im Raum, lauschte, gab Lautimpulse. Sie hatte für diese Übung fünfzehn Minuten angesetzt, schaute auch manchmal auf die Uhr mit den Leuchtziffern, wartete jedoch, bis sie die erste Unruhe spürte – als würde jemand fragen: «Dauert das noch lange?» Sie wusste, wann es genug war.

«Jeder nimmt nun die Hand eines anderen. Bleibt einfach still stehen. Ihr bildet eine Kette. Wer die rechte Hand frei hat, stellt sich vor. Nur ganz kurz. Vorname, was er hier lernen möchte, was ihn am Thema Stimme interessiert und wie er die erste Übung erlebt hat. Dann kommt der nächste links von ihm. Es ist übrigens völlig okay, wenn jemand nur seinen Namen sagt. Wichtig ist, dass ihr dabei auf die Stimme achtet, auf eure eigene und auf die der anderen.»

«Ich bin der Klaus. Ich möchte lernen, selbstsicherer aufzutreten, mich deutlicher und klarer auszudrücken. Bei der ersten

Übung habe ich mich zuerst ziemlich verkrampft gefühlt. Dann ging alles so einfach. Ich wusste irgendwie nicht mehr, wo ich bin. Keine Gedanken. Ich fühlte mich getragen und geborgen. Als würde ich schweben.» Die meisten äußerten sich ähnlich positiv. Einige fühlten sich überfordert und meinten, das Ganze sei doch sehr konstruiert, mit der Dunkelheit und so. Dabei wollten sie nur ihre Stimme schulen und nicht in irgendeinen «Esoterik-Quatsch» hineingezogen werden.

Karin hörte lediglich zu und antwortete nicht. Bald würden sich die zwanzig Teilnehmer sehen und noch einmal vorstellen, nur mit Namen. Dann konnte jeder seinen ersten klanglichen Eindruck mit dem visuellen vergleichen und sich überraschen lassen. Karin wusste bereits, wie unterschiedlich die Teilnehmer waren. Im Raum befanden sich acht Männer und zwölf Frauen zwischen achtzehn und siebzig Jahren. Im Anmeldeformular hatten sie ihren Beruf angegeben und auch angekreuzt, was sie dazu bewogen hatte, an diesem Seminar teilzunehmen.

Stimmlippen und Luftballons

An einer Wand wurde es plötzlich hell. Eine Videovorführung. Karin brauchte keine Anweisungen zu geben. Jeder suchte sich einen Platz, von dem aus er gut sehen konnte. Die Bilder zeigten rosiges, zuckendes, schleimiges Fleisch. Was sollte das denn? Eine Darmoperation? Dazu erklang die Stimme einer Opernsängerin.

«Was ihr da seht, sind die Stimmlippen im Kehlkopf, aufgenommen mit einer speziellen Endoskop-Kamera – und zwar während des Singens.[2] Die Stimmlippen bestehen aus zwei mit Schleimhäuten überzogenen Muskelsträngen. Sie sind, je nach

Alter und Geschlecht des Menschen, zwischen einem und zwei Zentimeter lang. Bei Kindern und Frauen sind sie kürzer als bei Männern. Während des Stimmbruchs wachsen sie. Beim lautlosen Ein- und Ausatmen öffnen sie sich zu einem Dreieck, beim Sprechen und Singen liegen sie dagegen parallel aneinander. Sie schwingen dann, ähnlich wie unsere Mundlippen, wenn wir ‹Brrr› sagen.

Bei einem tiefen Bass öffnen und schließen sich die Stimmlippen fünfzig- bis hundertmal, bei einer Sopranistin bis zu 2500-mal in der Sekunde. Das geschieht durch Luftdruck, durch Über- und Unterdruck. Der Luftstrom aus der Lunge wird gleichsam in hauchdünne Scheibchen zerschnitten. Das sind die Schwingungen oder Wellen, die unser Ohr erreichen und vom Gehirn als Klang registriert werden.»

Die meisten Seminarteilnehmer versuchten fassungslos, die wunderschöne Gesangsstimme mit den schleimigen Stimmlippen «in Einklang» zu bringen. Währenddessen verteilte Karin Luftballons mit der Aufforderung, sie aufzublasen. «Nur um das ebenso einfache wie geniale Prinzip zu veranschaulichen: Der gefüllte Luftballon ist wie eure Lunge nach dem Einatmen. Nun lasst ihr die Luft nicht raus wie beim normalen Ausatmen – Pfft! Nein. Ihr zieht die Öffnung des Luftballons auseinander. Das sind die Stimmlippen. Probiert es aus – mal stärker ziehen, mal weniger!» Das war eine willkommene Ablenkung. Es quietschte und quäkte in allen Tonlagen. Worauf es ankam, war allen klar: Je stärker das Gummi auseinander gezogen wurde, desto höher wurde der Ton. Das entsprach im Prinzip der Muskelspannung in den Stimmlippen.

«Wenn ihr traurig seid, wirkt sich das automatisch auf die Stimmlippen aus», erklärte Karin. «Sie werden schlaff, und die Stimme klingt tiefer. Bei Freude und Aufregung werden sie angespannt. Entsprechend hoch wird die Stimme. Der eigentliche Klang einer Stimme, ja auch das, was eine Stimme unverwechselbar und charakteristisch macht, entsteht allerdings nicht durch die Stimmlippen. Das hängt von anderen Faktoren ab.»

Auf der Leinwand erschien das Profil eines Kopfes. Mund- und Rachenraum waren deutlich zu erkennen. «Das ist keine Röntgenaufnahme, sondern eine Kernspintomografie», erläuterte Karin. «Wir sehen hier, wie sich bei den verschiedenen Vokalen, also A, E, I, O, U, die Hohlräume im Mund und im Hals erweitern oder verengen. In diesem Bereich entsteht die Artikulation, da werden Wörter und Sätze geformt. Es ist ein flexibler Schalltrichter, der zum primären Kehlkopfton viele Obertöne beisteuert. Dadurch ändert sich der Klang. Wie ihr vielleicht wisst, enthält jeder Ton eines Musikinstruments und auch jeder gesungene oder gesprochene Ton Obertöne. Sie machen den Klang aus. Deshalb klingt eine Geige anders als eine Trompete, auch wenn beide Instrumente denselben Ton A mit einer Tonhöhe von 440 Hertz, also 440 Schwingungen pro Sekunde, wiedergeben. Und wenn fünfzig Menschen diesen Ton A singen, würde er bei jedem etwas anders klingen. Jede Stimme hat ihren unverwechselbaren, eigenen Klang. Denn bei jedem Menschen ist der Schalltrichter individuell ausgeprägt. Und nun hört mal genau zu.»

Karin begann, auf einem Ton eine Folge von Vokalen zu singen: «U-ü-e-i-e-ü-u.» Sie achtete dabei darauf, dass die Vokale möglichst ohne Bruch ineinander übergingen. Und tatsächlich: Schon bei dem allmählichen Wechsel vom U zum Ü war eine Reihe seltsamer Zwischentöne zu hören. «Das ist die Reihe der Obertöne. Wir werden das später noch gemeinsam üben. Es ist nicht schwer und macht richtig Spaß. Außerdem bekommen wir dadurch ein besseres Gespür für den Klang unserer Stimme.»

Nun wurde es heller im Raum. Alle saßen im Kreis und konnten sich zum ersten Mal sehen. Jeder stellte sich noch einmal kurz vor. Anschließend gab es Gelegenheit, die eigenen Eindrücke mitzuteilen. «Von deiner Stimme her habe ich mir dich viel größer vorgestellt, Klaus.» «Deine Stimme, Maria, fand ich auf Anhieb erotisch, und dein Gesicht bestätigt meinen Eindruck, ganz ehrlich.» «Nach dem Video kommen mir alle, mich selbst eingeschlossen, irgendwie wie Automaten oder Roboter vor. Ich sehe bei jedem Wort schleimige Stimmlippen.»

Karin wollte nicht, dass sich aus diesen Äußerungen irgendwelche Diskussionen entwickelten, und beendete den Abend mit einem gemeinsamen, zehnminütigen OM-Gesang.

Körperhaltung und Atem mit den Fünf »Tibetern«

Am nächsten Morgen praktizierte die Gruppe die Fünf »Tibeter«. Das war im Seminarprogramm angekündigt, und einige der Teilnehmer kannten die Übungen bereits. Karin erklärte zunächst kurz, dass die richtige Körperhaltung und Atmung eine wichtige Voraussetzung für den optimalen Einsatz der Stimme seien. Bei den »Tibeter«-Übungen achtete sie sorgsam darauf, dass Atem und Körperbewegung übereinstimmten. Und sie erläuterte den Zusammenhang mit der Stimme. Diejenigen, die die Fünf »Tibeter« regelmäßig praktizierten, wunderten sich vor allem darüber, dass sie bei den Übungen mit einem Ton oder Laut ausatmen sollten. Das war neu und ungewohnt.

«Der erste ›Tibeter‹, das Drehen um die eigene Achse, verbindet gleichsam Erde und Himmel. Die Füße auf dem Boden – die Erdung –, und dann diese herrliche Freiheit der Bewegung: Jedes Kind würde jauchzen! Alles dreht sich. Welche Weite, welche

Öffnung! Die tanzenden Derwische drehen sich stundenlang so. Die Sufis lieben Klang und Musik. Sie rufen Allah an, singen immer wieder ‹Allah-Hu›, wie ein Mantram. Beim Drehen singen die Sufis zwar nicht, aber bei anderen Ritualen. Doch probiert mal, beim Drehen ‹Ah – Hu› zu singen. Findet dabei euren eigenen Rhythmus. Das ist der Punkt hier: der Rhythmus. Spürt ihr, wie Bewegung, Atem und Rhythmus eine Einheit bilden?

Beim zweiten ›Tibeter‹ liegt ihr zu Beginn mit dem Rücken entspannt auf dem Boden. Dabei könnt ihr beobachten, wie sich der Bauch beim Einatmen hebt und beim Ausatmen senkt. Diese tiefe Bauchatmung wirkt sehr entspannend und hilft, wenn ihr nervös seid oder zum Beispiel vor einem öffentlichen Auftritt Lampenfieber habt. Lasst jetzt beim Ausatmen einmal einen tiefen wohligen Seufzer heraus. ‹Aaaahhh!› So klingt eure Stimme im natürlichen, entspannten Zustand. Im nächsten Schritt, beim Anheben der Beine und des Kopfes, werden die Bauchmuskulatur und das Zwerchfell angespannt. Jeder professionelle Sänger lernt, ‹mit Stütze› zu singen. Das heißt, er spannt beim Singen das Zwerchfell an. Dadurch kann die Stimme auch einen großen Saal füllen. Wir atmen hier bei der Anspannung der Bauchmuskeln allerdings ein, singen also nicht, sondern spüren nur und trainieren zugleich die Muskeln. Erst beim Absenken der Beine und des Kopfes atmen wir aus – mit einem ‹Ahhh›, das in einer hohen Tonlage ansetzt und in eine tiefe Lage absinkt, etwa wie der zweite Teil einer Feuersirene, nur viel leiser.

Der dritte ›Tibeter‹ weitet den Oberkörper und die Lungen, im übertragenen Sinn auch das Herz. Die Wirbelsäule ist in der Ausgangsposition aufgerichtet, die Schultern hängen locker herunter. So sollte unsere Körperhaltung möglichst beim Sprechen und Singen sein, egal ob wir stehen oder sitzen. Die ungewohnte Haltung, das Knien, kann uns das noch bewusster machen.

Durch die achtsame Bewegung des Kopfes nach vorne zum Brustbein und nach hinten in den Nacken massieren und spüren wir zugleich unser Stimminstrument, den Kehlkopf mit seinen empfindlichen Stimmlippen. Während das Kinn Richtung Brustbein sinkt, summen wir aus. Wenn wir den Kopf dann vorsichtig zurücklegen, öffnen wir den Mund und atmen ein. Dabei können sich Mundhöhle und Rachenraum öffnen und entspannen. Wir spüren, wie der Atem zunächst den Bauch und dann die Brust bis hoch zum Hals weitet. Dann, mit dem Ausatmen, brummen wir ein zufriedenes ‹Mmmm› und bewegen das Kinn wieder zum Brustbein.

Beim vierten ›Tibeter‹ sitzen wir mit geradem Oberkörper und ausgestreckten Beinen. Auch hier kann uns der aufgerichtete Körper an die optimale Redehaltung erinnern, gerade weil wir die Position mit den ausgestreckten Beinen normalerweise so selten einnehmen. Wir können in dieser Ausgangsposition beim Ausatmen zunächst einmal in mittlerer Tonlage ‹Mamamamamama …› singen. Dabei spüren wir, ob und wie die aufrechte Wirbelsäule auf den Klang wirkt und wie uns umgekehrt das Singen entspannt. Beim nächsten Ausatmen neigen wir mit einem genüsslichen ‹Mmmm› das Kinn zum Brustbein. Wir lassen uns bei all dem viel Zeit, können wieder einatmen, den Kopf sanft nach hinten bewegen, dann die Silbe ‹Ma› wiederholen. Nun kommt das Anheben des Körpers zur ‹Brücke›. Dabei atmen wir ein und legen den Kopf in den Nacken. Der Po sollte zwar möglichst hoch gehoben, doch nur kurz in dieser Position gehalten werden. Beim Absenken könnt ihr auf einem tiefen und lauten ‹Ahhh› ausatmen, ja sogar *ausstöhnen*. Es darf nach Sex klingen. Ihr werdet merken, dass dieser Klang nach der Anstrengung ganz natürlich kommt.

Beim fünften ›Tibeter‹ liegen wir zuerst flach mit dem Bauch auf dem Boden. Wir sollten diesen seltenen Erdkontakt zu einer kleinen Stimmübung nutzen. In manchen spirituellen Traditionen gilt diese Körperhaltung als Ausdruck der völligen Hingabe, der Bereitschaft, seinen kleinen persönlichen Willen dem großen Ganzen unterzuordnen – nicht etwa einem anderen Menschen oder einem totalitären System, sondern dem Leben, der Erde, die uns trägt. Spürt einfach zwanzig bis dreißig Sekunden, wie ihr da liegt und ein- und ausatmet. Lasst es zu, wenn beim Ausatmen ein Ton entsteht. Es wird wahrscheinlich eher ein tiefer als ein hoher Ton sein, vielleicht ein Seufzen, ein tiefes ‹Ohh›. Dabei kann ein Gefühl der Verbundenheit mit der Erde zum Ausdruck kommen, aber auch Resignation, Trauer oder Sehnsucht. Lasst es einfach geschehen. Wenn es für euch stimmig ist, singt das OM. Beim Anheben des Körpers mit dem erhobenen Kopf atmet ihr mit ‹Oh› aus. Anschließend wird mit dem Einatmen der Po nach oben gestreckt. Danach sinkt der Körper während des Ausatmens wieder in die Ausgangsposition. Beim Ausatmen dürft ihr erleichtert ein tiefes ‹Ah› oder ‹Oh› stöhnen. Ihr lasst euch ja nicht einfach fallen, als wärt ihr vollkommen erschöpft, sondern vollführt die Bewegung ruhig und gelassen. Parallel dazu geschieht das klangvolle Ausatmen auf einem langen ‹Ah› oder ‹Oh›. Hier werdet ihr, wie schon bei den vorangegangenen Riten, bemerken, dass euch der Atem bewusster wird und dass er leichter mit der Körperbewegung zu koordinieren ist, wenn ihr dabei summt oder singt, jedenfalls die Stimmbänder einsetzt.

Der sechste ›Tibeter‹ gilt bekanntlich als ein ganz besonderer Ritus. Er ist auch in Bezug auf Atem und Stimme speziell. Wir üben ihn hier dennoch gleich im Anschluss an die Fünf ›Tibeter‹. Ich sehe keinen Grund für irgendwelche Hemmungen. Wir belassen es allerdings dabei, diesen Ritus nicht mehr als dreimal hintereinander auszuführen. Da der überwiegende Teil der

Übung mit angehaltenem Atem auszuführen ist, gibt es auch nicht viel zur Stimme zu sagen. Anfangs stehen wir aufrecht und mit entspannten Schultern. Wir können mehrmals entspannt ausatmen und dabei etwas singen, zum Beispiel ‹OM›. Dann atmen wir alle Luft aus, lautlos oder mit einem tiefen, leisen ‹OM›, beugen uns nach vorne – Hände auf die Knie gestützt –, atmen weiter aus, mit eingezogenem Bauch. Der Laut OM kann uns hier helfen, weiter auszuatmen. Das Ausatmen ist in dieser Position körperlich unangenehm, und wenn wir dabei singen, fällt es uns leichter, weil wir zugleich das Gefühl haben, kreativ zu sein. Probiert es einfach aus. Dann, mit dem Aufrichten, kommt der ‹innere Sog›. Die Energie steigt nach oben. Manche Yogis haben dabei einen inneren Klang wie von Ozeanrauschen oder auch das OM wahrgenommen. In der aufgerichteten Ausgangsstellung atmen wir nun wieder entspannt ein und aus und können dabei das OM singen. Vielleicht mit einem Gefühl der Dankbarkeit, dass wir überhaupt atmen können und dürfen.

Zum Schluss praktizieren wir den siebten ›Tibeter‹, und zwar so selbstverständlich, als wäre es seit eh und je üblich, alle sieben ›Tibeter‹ nacheinander zu üben. Dabei kann es weder irgendwelche medizinische noch spirituelle Komplikationen geben, ehrlich! Wir stehen aufrecht und entspannt, wie in der Ausgangsposition des ersten und des sechsten ›Tibeters‹. Wir atmen ruhig und entspannt ein und singen in mittlerer bis tiefer Tonlage ‹Ooo-mmm›. In der Gruppe werden wir uns vielleicht automatisch auf einen gemeinsamen Ton und eine gemeinsame Dauer des Tons einstimmen. Das ist völlig okay. Es geht nicht darum, den Ton länger halten zu können als andere. Man muss auch nicht lauter sein als andere. Niemand ist hier etwas Besonderes. Einatmen, ausatmen auf OM. Das ist alles. Jeder kann das, und es geschieht wie von selbst, ohne Anstrengung. Dass so etwas überhaupt möglich ist, darf uns wie ein Wunder vorkommen.»

Als alle Seminarteilnehmer nach zwei Stunden mit fünf beziehungsweise sieben »Tibeter«-Übungen wieder im Kreis saßen, sagte Karin: «Manch einer von euch wundert sich vielleicht, warum wir so viel Zeit für diese Körperübungen aufwenden. Doch jeder Stimmtrainer weiß, dass die Stimme nicht isoliert für sich entwickelt werden kann, sondern dass sie eingebunden ist in den gesamten Organismus, in die Ganzheit von Körper–Geist–Seele. Jeder Trainer wird in seinem Seminar auf die Körperhaltung und die Atmung eingehen. Sicher, nicht jeder benutzt die Fünf ›Tibeter‹. Nur wenige meiner Kollegen scheinen bisher die Bedeutung dieser Übungen erkannt zu haben. Doch für meine Arbeit sind sie ganz wesentlich. Und da gibt es noch viele Aspekte, auf die ich später eingehen werde.

In jedem Fall werdet ihr euch jetzt wahrscheinlich wach, frisch und lebendig fühlen. Auf dieser Grundlage lässt sich ein Vortrag oder ein Gespräch doch viel leichter und effektiver meistern, als wenn man gestresst, nervös, erschöpft oder niedergeschlagen ist, oder? Sagt mal, wer fühlt sich jetzt imstande, spontan eine Rede zu halten? Aha, da melden sich schon einige. Ja, es ist eine Frage der Energie. Wir brauchen viel Energie, für alles, was wir tun. Und ganz besonders für unsere Stimme. Natürlich wollen wir auch lernen, schonend und ökonomisch mit ihr umzugehen. Doch jetzt meine ich die geistige und emotionale Energie. Jeder hört sofort, wenn jemand lahm und lustlos klingt.»

Karin blickte forsch und aufmunternd in die Runde. «Ich wähle jetzt einfach mal drei von euch aus, die sich aufrecht hinstellen und nur einen Satz sagen sollen, nämlich: ‹Hallo, Leute, könnt ihr mich hören, klar und deutlich?›» Karin zeigte auf Klaus, Nicole und Sybille.

Klaus war dreiundvierzig Jahre alt und leitete eine Computerfirma mit zehn Angestellten. Er trug einen schicken Trainingsanzug und hatte sich sofort gemeldet, als Karin auf die spontane Rede zu sprechen gekommen war. Aus beruflichen Gründen hatte er Erfahrung damit, vor einer kleineren Gruppe von Menschen zu sprechen und dabei motivierend zu wirken. Er stand aufrecht vor der Seminargruppe, nahm sich die Zeit, in die Runde zu schauen, und sagte dann den Satz, und zwar so, als würde er seiner Partnerin bei Tisch dezent mitteilen, dass sich an ihrem Mund etwas Spaghettisoße befinde: «Hallo, Leute, könnt ihr mich hören, klar und deutlich?»

«Echt cool!», entfuhr es der zweiundzwanzigjährigen Nicole, die sich als Nächste bewähren sollte. Sie schaute bei ihrem Kurzvortrag niemanden an, sondern blickte nach oben, als wollte sie die Götter des Olymp überzeugen. Dabei dachte sie an eine Filmschauspielerin, deren Stimme als sexy galt, und versuchte, sie nachzuahmen. «Hallo, Leute» – sie strich sich durch die Haare wie in einem Werbespot – «also, könnt ihr mich hören, äh – klar und deutlich?» Keine Reaktion im Publikum.

Nun erhob sich Sybille. Sie hatte die Sechzig weit überschritten, an Jahren und auch an Kilo. Sie wirkte ruhig und ausgeglichen und sagte den Satz genau so, wie man normalerweise redet, wenn man mit «Hallo, wie geht's?» beginnt. Dann wurde sie wütend. «Dieser Satz ist eine Gemeinheit! Man denkt dabei doch automatisch dran, ob man auch wirklich klar und deutlich redet!»

«Tja, was meint ihr dazu? Wie fandet ihr das bisher?», fragte Karin. «Sybille hat Recht», antwortete Klaus, der als Erster aufgetreten war. «Dieser Satz scheint so normal zu sein, aber da ist irgendwie ein Haken drin. So würde ich nie eine Rede beginnen!» Etliche nickten zustimmend. «Wie würdest du denn beginnen, Klaus?» Klaus überlegte einen Moment. «Es hängt natürlich ganz von der Situation ab. Aber normalerweise muss ich nicht fragen, ob mich die Leute verstehen können. Das ist wohl eher bei einem riesigen Auditorium angebracht, wo ein Redner oder Sänger über Mikrofon spricht.»

«Okay, ich gebe zu, mit diesem Satz kann man keine überzeugende Rede beginnen», räumte Karin ein. «Er wird höchstens als Stimmcheck vor großem Publikum verwendet. Doch er zeigt etwas, das viel zu oft übersehen oder besser überhört wird. Was wir sagen, hat Sinn und Bedeutung. Zwar behaupten heute etliche Sprachforscher und Sozialwissenschaftler, dass bei einer Rede der Inhalt nur zu sieben Prozent beeindruckt, der Klang der Stimme dagegen zu über dreißig Prozent, und dass Körperhaltung und Gestik, die nonverbale Kommunikation, sogar fast sechzig Prozent der Wirkung ausmachen. Das möchte ich so nicht einfach übernehmen. Allein der kurze Satz, den ihr sagen solltet, hat euch selbst – als Redner – bewusster gemacht. Ihr musstet euch beim Aussprechen unwillkürlich fragen: Spreche ich klar und deutlich? Das löst etliches in euch aus, ob ihr es merkt oder nicht. Der Körper richtet sich auf, die Atmung ändert sich, ihr achtet auf die Artikulation, die Lautstärke, den Klang der Stimme. Deshalb solltet ihr diesen Satz am Anfang jeder Rede zwar nicht laut aussprechen, aber denken. Er hilft euch, deutlicher zu sprechen.

Viele Sätze enthalten versteckte Aufforderungen zum Handeln, und diese Hinweise registriert unser Gehirn genauso gut wie den Klang der Stimme, die Mimik und die Gestik. Es mag sein, dass ein abstrakter und rein theoretischer Inhalt nur zu sieben Prozent die Zuhörer erreicht. Doch in dem Moment, wo ein Redner zum Beispiel sagt: ‹Bitte achten Sie jetzt auf Ihren Atem, entspannen Sie sich …›, ist ihm die Aufmerksamkeit der meisten gewiss. Die Aufforderung, etwas zu tun, wird sofort vom Gehirn registriert – auch wenn ihr normal sprecht.

Ich bin durch Kelders Fünf »Tibeter« darauf gekommen. Die Intention, der Wunsch, das ist eine enorme Energie, die der Rede und der Stimme Power gibt. Heute Vormittag haben wir gelernt und am eigenen Leib erfahren: Unsere Stimme braucht viel Energie – je mehr desto besser. Diese Energie kommt unter anderem durch eine aufrechte Körperhaltung und die richtige Atmung. Aber sie hat auch mit der geistigen Einstellung zu tun. Das alles hängt zusammen, und wir werden uns damit noch eingehend befassen. Jetzt trinkt erst mal einen großen Schluck Wasser. Die vielen Flaschen stehen nicht zufällig überall herum. Jeder von euch sollte täglich wenigstens zwei Liter trinken. Das fördert die Gesundheit, befeuchtet die Stimmlippen und hilft vor jeder Rede. Prost!»

Die Stimme im Beruf

Meister der Pause (1)

Nach der Mittagspause saß die Gruppe wieder im Kreis. Alle waren gespannt, was die Seminarleiterin als Nächstes zu bieten hatte und wie sie dabei auftreten würde. Denn sie wollten sich ja nicht nur theoretisches Wissen und Informationen über den bestmöglichen Einsatz der Stimme aneignen. Dazu waren Bücher gut genug. Nein, sie wollten praktisch lernen. Und da sollte Karin als Vorbild dienen. Schließlich war sie die Expertin.

Karin wusste sehr wohl, welchem Anspruch sie genügen sollte. Sie setzte sich lässig auf den Boden, lächelte alle an und gähnte. Das war alles. Kein Wort. Zwei, drei Minuten vergingen. Einige dachten, jetzt wäre Meditation angesagt, und schlossen die Augen. Das konnte die wachsende Unruhe und Nervosität in der Gruppe allerdings kaum bremsen. Karin gähnte wieder und räkelte sich. Verstärktes Räuspern in der Gruppe. Gekicher.

«Was bezweckst du damit?», fragte schließlich Manfred, der fünfunddreißigjährige Leiter einer Werbeabteilung eines großen Konzerns. Seine dichten, buschigen Augenbrauen hüpften auf und ab, fast im Takt mit den Spitzen seines dunklen Schnauzbarts. Der Ton seiner Stimme war wohl schärfer als beabsichtigt und sollte womöglich die Unsicherheit überdecken, die trotzdem zu hören war. «Bezwecken? Womit?», erkundigte sich Karin gelassen. «Na, dass du nichts sagst. Wir warten auf irgendeine Einführung. Wir wollen wissen, was jetzt dran ist!» Manfred war sichtlich und hörbar aufgebracht.

«Sprichst du für alle?» «Okay, nein, ich spreche für mich. Allerdings habe ich den Eindruck, dass etliche hier ähnlich denken.» Wieder eine Minute betretenes Schweigen. «Was ist das nur für eine eigenartige Spannung?» Karins Stimme klang ganz normal und beiläufig, als würde sie fragen, ob man das Fenster wegen des Lärms schließen solle. «Nur weil ein paar Minuten nicht geredet wird, kommt dieses Unbehagen auf. Ihr kennt das gut, nicht wahr? Man hat die Nachbarn oder gar den Chef und seine Frau zum Abendessen bei sich eingeladen. Und nach dem Austausch der ersten Höflichkeitsfloskeln – ‹schick sehen Sie aus, das Kleid steht Ihnen wirklich gut ... was möchten Sie trinken?› – kommt nichts mehr. Vier Menschen sitzen sich am Tisch gegenüber, und keinem fällt etwas ein. Wie peinlich! Und dann diese unangenehme Anspannung im Bauch! ‹Tja, ich hol mal eben noch eine Flasche ...› Raus aus der Klemme, wenigstens für ein paar Minuten. Und dabei rasen die Gedanken: ‹Worüber können wir uns nur unterhalten? Wie ging doch gleich dieser Witz ...?›

Karin schwieg wieder. Die Spannung hatte aber spürbar nachgelassen. Die meisten hatten begriffen. «Jede Situation, in der Menschen beisammen sind, verlangt nach Kommunikation. Mehr oder weniger. Die Anforderungen sind ganz verschieden. Wenn fünf Männer gemeinsam Säcke vom LKW abladen, gibt es nicht viel zu reden. Sie können schweigend arbeiten. Da entsteht kein peinliches Gefühl, kein innerer Druck, wenn niemand etwas sagt. Man verständigt sich durch Gesten, Blicke, vielleicht mal ein ‹Scheiße!› oder ‹Pass doch auf!›

Oder erinnert ihr euch noch an eure erste große Liebe? Wie schön war das, einfach zusammen zu sein, die Gegenwart des anderen zu spüren, sich still in die Augen zu schauen. Stimmt's?» Die Gesichter hellten sich auf. «Wie stark ist dieser Druck zu reden eigentlich? Und wovon hängt das ab? Von der Situation?»

Karin schaute in die Runde. Sie wollte offensichtlich zu einem Dialog oder einer Diskussion ermuntern.

«Vielleicht hat es irgendwie damit zu tun, ob man sich bereits gut kennt oder nicht», meinte Silke. Ihre Stimme klang etwas heiser und belegt. Sie arbeitete als Sekretärin in einer kleinen Firma, die Mieder und Unterwäsche verkaufte. Manchmal musste sie auch neue Kunden gewinnen – Telefonmarketing.

«Silke, du hast ganz Recht. Vertrauen ist ein Schlüsselbegriff. Beim Einsatz unserer Stimme und im Leben überhaupt. Wenn wir mit einem Menschen vertraut sind, können wir mit ihm ohne Verkrampfung schweigend zusammen sein. Das können wir geradezu als Maßstab für Vertrauen und Freundschaft nehmen. Ihr werdet vielleicht lachen, aber ich glaube tatsächlich, das ist der Hauptgrund, warum so viele Menschen sich ein Haustier halten. Ein Hund oder eine Katze erwartet kein Gerede oder Getue. Man kann alles Mögliche zu den Tieren sagen, auch den größten Unsinn, oder man kann still sein. Die Tiere sind einfach da, präsent, auf ihre Art, und sehr geduldig.»

Das Gespräch mit dem Chef

«Na gut, aber was hat das mit meinem Chef oder meinen Kollegen zu tun? Die wollen doch nun mal, dass ich ihnen etwas biete – auch sprachlich. Da muss ich was leisten!», polterte Manfred los. Karin zuckte zusammen, hielt sich die Hände an den Kopf, als hätte sie einen Migräneanfall, und sank vornüber. Alle mussten lachen. Dann richtete sie sich langsam auf, setzte sich übertrieben aufrecht hin und sprach feierlich: «Hugh, beim großen Manitu, ich habe gesprochen!» Sie zeigte ein breites Grinsen, das etliche zum Mitgrinsen veranlasste, erstarrte jedoch mimisch sogleich zu einer ernsten Maske, was wieder einige sofort unbewusst imitierten.

«Stellt euch vor, ihr seid mein Chef. Ihr wisst oder ahnt bereits, dass ich eine Gehaltserhöhung will. Die ist längst fällig. Nach der höflichen Begrüßung setzen wir uns beide. ‹Nun, was kann ich für Sie tun?›, beginnt der Chef. Darauf gibt es unzählige Möglichkeiten zu antworten. Viele davon würden uns nicht einmal im Traum einfallen. ‹Ich möchte eine Gehaltserhöhung›, ist der einfachste und direkteste sprachliche Ausdruck meines Anliegens. Doch dieser Satz kann wiederum in unendlich vielen Nuancen im Klang geäußert werden, ganz abgesehen von Mimik, Gestik, Körperhaltung. Ich mach das mal vor, passt auf. Achtet auf jede Nuance meiner Stimme, auf jede Bewegung meines Körpers und zugleich auch noch auf eure Reaktionen, was ihr dabei denkt oder fühlt, während ich spreche.»

Karin sprach mehrmals denselben Satz: «Ich möchte eine Gehaltserhöhung.» Zuerst klang er bettelnd-unterwürfig bis jammernd-depressiv, dann verbittert-vorwurfsvoll bis ironisch-bissig und kühl, schließlich begeistert-hingebungsvoll bis abgeklärt. «Jeder Laut gibt etwas von mir preis», kommentierte Karin. «Schon wie ich den Satz mit diesem viel sagenden Wort ‹Ich› beginne, zeigt einem aufmerksamen Zuhörer, wie ich mich in diesem Moment einschätze. Und ich frage mich zugleich: Bin ich zu hastig oder zu schwerfällig, zu laut oder zu leise, zu schüchtern oder zu anmaßend? Ich höre mir ja zu. Und mein eigenes Urteil ist mir am nächsten.

Doch was auch immer wir sagen oder tun, wir müssen uns zeigen. Wir können zwar schauspielern. Aber wie gut sind wir in diesem Fach? Meist ist es besser, sich so wenig wie möglich zu verstellen. In der Partnerschaft oder Familie sowieso, aber auch im Beruf. Denn man kann leicht hören, ob sich jemand verstellt oder nicht. Wer etwas kaschieren will, kommt mit seiner Energie unklar rüber. Seine augenblickliche Gefühlslage offen zu zeigen, ist im Beruf allerdings oft auch nicht angebracht. Das gilt als unprofessionell. Da scheinen wir uns also in einer Art Zwickmühle zu befinden. Das Schauspielern ist riskant und will gekonnt sein, seine Gefühle offen zu zeigen, ist im beruflichen Rahmen aber nicht angesagt. Was ist die Lösung?»

«Den Mund halten!», meinte jemand scherzhaft. «Ja, ganz recht», bestätigte Karin. «Das geht in die richtige Richtung. Ihr habt ja alle mitbekommen, welche Wirkung Schweigen hat. Absichtliches und bewusstes Schweigen transportiert eine intensive Schwingung und enthält somit eine hohe Energie. Das muss natürlich situationsgerecht eingesetzt werden. Wenn mich der Chef fragt, was ich möchte, sollte ich ihn nicht unbedingt drei Minuten schweigend fixieren. Grundsätzlich ist es nicht verkehrt, eine kleine Pause von drei Sekunden zu machen, bevor ihr sprecht. Dieser Moment des Innehaltens bringt eine ganze Reihe von Vorteilen mit sich, wenn er gleichsam zu einer Art Kurzmeditation genutzt wird. Eure Sätze werden jedenfalls inhaltlich und stimmlich klarer sein als ohne Pause.

Stille bedeutet in Wahrheit mehr als nur: nicht zu reden. Stille reicht über den Unterschied von laut und leise hinaus. Letztlich geschieht alles aus einer unfassbaren Stille heraus. Woher kommt denn das nächste Wort? Einen Moment zuvor war es noch nicht da. Und dann verschwindet es wieder. Wohin? Die gezielt eingesetzte Pause wirkt wie eine Art Symbol. Sie repräsentiert den Ursprung des Lebens und zugleich seine Bestimmung.

In der Musik verleiht die Pause einem Thema oder einem ganzen Stück seine Eigenart. Nehmen wir als Beispiel den Beginn der 5. Sinfonie von Beethoven. *Da-da-da-daah … da-da-da-daah …* Kennt wohl jeder. Das Schicksal klopft an die Tür, interpretierten etliche Musikkritiker. Die Pause zwischen den ersten und den zweiten vier Tönen ist ein kompositorischer Geniestreich und immer wieder auch eine Herausforderung an den Dirigenten. Eigentlich ist sie ja definiert durch die Noten und das angesetzte Tempo. Dem müssen die ersten Töne ebenso gehorchen wie die Pause. Doch da gibt es einen gewissen kreativen Spielraum. Wird die Pause eine Zehntelsekunde kürzer oder länger gehalten, als das genaue Zählen vorgibt, dann macht das gerade bei diesem Werk einen gewaltigen Unterschied aus. Das Thema kann ungestüm-drängend oder verhalten, wie auf sich selbst lauschend, rüberkommen.

Wir können auch unsere Stimme beim Reden unter musikalischen Aspekten wahrnehmen und untersuchen, zunächst einmal, was die Pausen betrifft. Das Extrem wäre, gar nichts zu sagen – die radikale Pause. György Ligeti, einer der bedeutendsten Komponisten unserer Zeit, sollte einmal einen Vortrag halten. Das Thema lautete ‹Die Zukunft der Musik›. Hunderte waren gekommen und warteten gespannt auf die Ausführungen des Meisters. Und was tat der? Er sagte nichts. Zehn Minuten lang stand er schweigend vor dem Publikum. Währenddessen lief allerdings ein Tonbandgerät und zeichnete die Reaktionen aus dem Auditorium auf. Ligeti präsentierte das später als ein musikalisches Werk. Ihr könnt euch vorstellen, wie die Spannung während der zehn Minuten anstieg und sich ‹dynamisch› entlud – von Gekicher und Geklatsche bis hin zu groben Beschimpfungen. Viele verließen lautstark den Saal. Eine derartige Spannung durch Schweigen zu kreieren und in einer Vortragssituation zehn Minuten aufrechtzuerhalten – das erfordert eine Menge Mut und Selbstdisziplin, auch Witz und Experimentierfreude. Merkt ihr, worauf ich mit all dem hinaus will?»

Karin blickte wieder aufmunternd und forschend in die

Runde. «Ich möchte, dass ihr die Bedeutung des Schweigens erkennt und Meister der Pause werdet. Ich weiß, das entspricht nicht gerade dem, was man normalerweise von einem Seminar über den optimalen Einsatz der Stimme erwartet. Dennoch: Selbst bestimmen zu können, wann und wie lange man schweigt – in allen möglichen Situationen der Kommunikation –, das ist der Schlüssel zur effektiven Mitteilung, zur bestmöglichen Kommunikation im Beruf, in der Liebe und Partnerschaft, bei der Erziehung von Kindern. Tatsächlich könnten wir uns auf diesen einen Aspekt der Pause konzentrieren und damit die meisten Probleme im Bereich sprachlicher Verständigung lösen. Natürlich wollen wir mehr und andere Faktoren erforschen. Ich möchte nur darauf hinweisen, dass die Beherrschung der Pause keine Anfängerübung ist. Wir werden immer wieder darauf zurückkommen.»

Karin bat die Gruppe, sich paarweise gegenüberzusetzen. Der eine sollte die Rolle des Chefs übernehmen, der andere die des Angestellten, der um Gehaltserhöhung bittet. Dann sollten die Rollen gewechselt werden. Der erste Schlagabtausch war festgelegt. Der Chef fragte: «Was führt Sie zu mir?» Der oder die Angestellte antwortete: «Ich möchte Sie um eine Gehaltserhöhung bitten.» Danach sollte der Chef nachfragen, in der einfachsten Version mit: «Warum?» Das konnte und sollte möglichst variiert und erweitert werden. Zum Beispiel: «Warum kommen Sie ausgerechnet jetzt damit zu mir?» Nun hatte der Angestellte inhaltlich und stimmlich-ausdrucksmäßig allen Spielraum. Allerdings gab es eine zeitliche Begrenzung.

Karin beobachtete die Paare und rief nach etwa zehn Minuten «Okay. Das reicht. Kommt wieder in den Kreis!» Dann wollte sie wissen, ob und wie Pausen eingesetzt worden waren und wie sie gewirkt hatten. Es gab einen angeregten Erfahrungsaustausch bis zur Kaffeepause.

Alle Teilnehmer saßen wieder im Seminarraum auf Stühlen, die nun nicht mehr im Kreis, sondern in vier Reihen wie bei einem Vortrag angeordnet waren. Vorne stand ein Rednerpult. Da öffnete sich die Tür, und herein trat eine Dame in einem dunkelblauen Kostüm. Sie trug eine Brille mit schwarzem Rahmen, dick aufgetragenes Make-up, einen schwarzen Aktenkoffer und Schuhe mit hohen Absätzen, die bei jedem ihrer energischen Schritte auf den Parkettboden knallten. Nach dem ersten Moment der Überraschung brach ein Gepruste und Gegacker im Auditorium aus. Es war Karin! Deren Miene blieb ernst und unbewegt. Am Rednerpult lächelte sie kurz und förmlich, ohne irgendjemanden direkt anzusehen, und begann zu sprechen.

«Meine Damen und Herren! Ich begrüße Sie recht herzlich zu meinem Vortrag mit dem Thema ‹Die Kunst der effektiven Präsentation› und freue mich, dass Sie so zahlreich erschienen sind. Gestatten Sie, dass ich mich Ihnen kurz vorstelle. Ich heiße Helga Klein und bin Marketingleiterin der Firma Schult & Söhne, die, wie Sie sicher wissen, marktführend im Produktbereich Hörhilfen ist.» Die Angesprochenen erkannten ihre Seminarleiterin kaum wieder – und das war wohl auch der Sinn der Show.

Diese «Frau Klein» sprach mit gepresster, angespannter Stimme in hoher Tonlage, hastig und ohne Pausen. Keine Spur mehr von der heiteren und natürlich wirkenden Offenheit und Gelassenheit, die Karin bisher ausgestrahlt hatte. Mit einem Ruck hob «Frau Klein» nun ihren ledernen Aktenkoffer auf das Pult und holte feierlich einen Ordner heraus. «Ich habe hier Unterlagen mit Fakten, die Sie interessieren werden.» Der Tonfall der Rednerin war eine Spur weicher geworden. Dachte sie an ihre Schmetterlingssammlung? Dann wurde er wieder hart und schneidend. «Denn diese Fakten betreffen Sie, und zwar ganz persönlich!» Einige zuckten bei diesen Worten tatsächlich leicht zusammen. Doch plötzlich lachte jemand laut los, und alle stimmten in das befreiende Gelächter ein.

Auch Karin lachte herzhaft. «Puh, so zu reden ist ganz schön anstrengend!», meinte sie dann mit einem Seufzer der Erleichterung. «Doch unser Thema ist jetzt tatsächlich Präsentation. Wie stelle ich anderen etwas vor, zum Beispiel ein Produkt? Das kann ein öffentlicher Vortrag vor hunderten Menschen, eine kurze, knappe Darstellung in einer Besprechung im Sitzungsraum oder auch ein Telefongespräch sein. Ich habe übrigens ein paar Fakten über euch – aus vertraulicher Quelle, versteht sich. Daher weiß ich, dass über die Hälfte von euch dieses Seminar gebucht hat, um die Stimme im beruflichen Rahmen effektiver einsetzen zu können. Wir haben hier Leute, die im Bereich Management, Marketing und Promotion arbeiten, auch einige Lehrer. Zwei sind Schauspieler, und zwei möchten Rundfunkmoderatoren werden.

Auf die speziellen Anforderungen in den unterschiedlichen Berufen können wir hier nur am Rande eingehen. Da gibt es entsprechende weiterführende Seminare und Ausbildungen. Im Mittelpunkt steht für uns die Stimme. Weniger, *was* gesagt wird, als viel mehr, *wie* es gesagt wird. Und das wollen wir auf einer Ebene erforschen und üben, die grundlegend ist und sich auf jeden Stimmeinsatz positiv auswirkt. Von dieser Ebene ausgehend kann jeder von euch die Aspekte auswählen, die für seine Arbeit wichtig sind – und natürlich seine Fragen dazu stellen. Und nun sagt mal, wie euch die Präsentation von ‹Frau Klein› gefallen hat.»

«Viel zu steif!» «Da kam überhaupt nichts rüber!» «Stimme zu laut und schrill!» «Fürchterlich, diese knallroten Lippen und die übertrieben exakte Aussprache!» Keiner ließ ein gutes Haar an Frau Klein. «Okay, nun wissen wir, wie man es nicht machen soll», sagte Karin schmunzelnd. «Doch können wir es besser? Das ist die eigentliche, die praktische Frage. Versuchen wir doch zunächst einmal, irgendetwas zu finden, das nicht so schlecht war.» «Na ja, die Eingangsfloskeln waren schon korrekt», meinte Klaus, der Computerfachmann. «So habe ich das in einem Präsentationsseminar auch gelernt und öfter vorgeführt bekommen. Der typische Ablauf: das Auditorium anschauen, lächeln, Begrüßung, Thema nennen, sich kurz vorstellen.»

Karin nickte. «Bei offiziellen Reden und Präsentationen sollten wir eine gewisse Form wahren. Das wird erwartet. Und zugleich langweilt sich jeder. Eine kleine Überraschung, irgendetwas Persönliches am Anfang lässt dagegen jeden sofort aufhorchen. Das muss natürlich im Rahmen bleiben. Man kann damit beginnen, ein kleine Geschichte zu erzählen: ‹Als ich heute mit dem Taxi hierher kam, sah ich, wie …› Das ist schon recht spontan und wird meist auch als souverän und flexibel gewürdigt, vor allem, wenn es wirklich passt. Oder man zitiert eine bekannte Persönlichkeit: Goethe, Willy Brandt, Rockefeller. Das ist dann gut vorbereitet, mitsamt der Überleitung zum Thema des Vortrags.»

Sich selbst zuhören lernen

«Inhalt und Form einer Rede, ja eines einzigen Satzes – darüber könnten wir ein mehrjähriges Seminar machen. Es beinhaltet all das, was über 2500 Jahre zur Rhetorik und zum Megathema Sprache beigetragen und als Erfahrungswissen gesammelt wurde. Doch zum Glück müssen wir all diese Informationen nicht im Kopf parat haben, um unsere Stimme und unsere Redegabe in jeder Situation optimal einzusetzen. Wir haben die natürliche Fähigkeit, zu sprechen und zu hören, zu fühlen und zu erkennen.

Gutes, deutliches und überzeugendes Sprechen erfordert nicht nur richtiges Atmen, eine entspannte und aufgerichtete Körperhaltung, und dass mit den Stimmbändern alles in Ordnung ist. Es erfordert vor allem aufmerksames Zuhören. Wir können alle möglichen Techniken der Präsentation in punkto Stimme lernen, doch ohne unser Gehör wäre es ziemlich schwierig, sie effektiv einzusetzen. Es ist unser wichtigstes Instrument, um die Stimme zu steuern und zu kontrollieren. Sogar die Tonhöhe regulieren wir durch das Hören oder durch die Vorstellung einer Tonlage – und nicht etwa, indem wir an die Stimmbänder denken und sie anzuspannen versuchen.

Ich nehme an, dass jeder von euch schon einmal seine Stimme auf Tonband gehört hat. Beim ersten Mal ist man überrascht. Sie klingt ganz anders als erwartet, beinahe fremd. Wie kommt das? Die Erklärung ist, dass wir unsere eigene Stimme beim Sprechen oder Singen gleichzeitig von außen durch die Ohren und von innen über die Resonanz im Kopf hören. Aus der Verbindung von Luft- und Knochenleitung entsteht unser subjektiver Höreindruck. Wer seine Stimme objektiv hören will, so wie sie von anderen wahrgenommen wird, muss sich also an Tonaufnahmen orientieren. Das werden wir heute Abend ausprobieren. Jetzt wollen wir erst mal ein wenig mit der Stimme spielen und dabei üben, sie entspannt einzusetzen.» (Übungen dazu siehe Seite 187–189)

Nach den Anleitungen zur optimalen Körperhaltung und Atmung ging es darum, mit vielen wohligen «Mhms» («Schmeckt lecker!») die angenehmste und natürliche Stimmlage zu finden. Richtig lustig wurde es bei den Übungen zur Artikulation. Wenn zum Beispiel das Wort «Marmelade» beim genüsslichen Verweilen auf jedem Buchstaben so richtig zu Marmelade wurde – weich, glibberig und süß. Oder wenn sich «Fischers Fritze» mal wieder in seinen eigenen Netzen aus eng geflochtenen Lauten verfing. Der altbekannte Zungenbrecher löste immer noch Heiterkeit aus. Die Zeit verflog im Nu.

Nach einer Stunde sagte Karin: «Wir machen jetzt eine Pause von zwei Stunden. Um 20 Uhr treffen wir uns hier wieder. Ihr habt genug Zeit für das Abendessen, für etwas Entspannung, aber auch für eine Vorbereitung auf heute Abend. Zieht euch dafür etwa eine halbe Stunde auf euer Zimmer zurück, mit Notizblock und Stift. Jeder von euch soll einen Vortrag von fünf Minuten halten. Das Thema bestimmt ihr selbst. Doch denkt daran: Ihr sprecht nicht zu Freunden oder Familienangehörigen, sondern zu Fremden.

Es wird heute Abend wohl nur die Hälfte drankommen, denn wir brauchen auch Zeit für das Feed-back. Wer sich morgen Vormittag präsentiert, wird das Los entscheiden. Tja, so ist das im Leben. Vor- und Nachteile wiegen sich wie üblich auf. Morgens ist man meist frischer, vorausgesetzt, man hat nicht die ganze Nacht an seiner Fünf-Minuten-Rede gearbeitet oder sich vor lauter Lampenfieber sinnlos betrunken. Übrigens: Die Videoaufnahmen werden an alle Fernsehsender geschickt. Stichwort: ‹Deutschlands Superstar der Sprechstimme› …»

Am Abend saßen sogar die Schauspieler und angehenden Moderatoren nervös in den Stuhlreihen und starrten auf das von Scheinwerfern angestrahlte Rednerpult. Herein rauschte eine Dame in weißem Glitzerkleid. Wer konnte das sein? Keine Frage: Karin! Aus den Lautsprechern toste Applaus, als wären hier wenigstens 5000 Menschen versammelt. «Herzlich willkommen zu unserer Show ‹Deutschlands Superstar der Sprechstimme›. Ich begrüße auch unsere Zuschauer in Österreich und der Schweiz. Dies ist eine Live-Sendung in zwei Teilen. Die Kandidaten für den ersten Teil werden jetzt durch das Los gewählt.» Karin reichte im Spotlight des Scheinwerfers, der von ihrem Assistenten Hendrik bedient wurde, jedem der Seminarteilnehmer einen silbernen Kelch mit zusammengerollten Papierschnipseln. Darauf standen Nummern von 1 bis 20. «Ich möchte nun die Damen und Herren mit den Nummern 1 bis 5 bitten, zu mir zu kommen!» Karin strahlte in die kleine Videokamera, die ebenfalls Hendrik zu bedienen hatte. Die fünf vom Schicksal Auserwählten erhoben sich zögernd. «Bitte kommen Sie doch hierher zu mir!» Moderatorin Karin winkte einladend. Niemand lachte. Das Ganze wirkte zu echt. Und zugleich völlig verrückt. Als befänden sie sich in einer Art Trance.

«Diese fünf Wagemutigen, Menschen wie Sie und ich, werden nun eine kurze Rede halten. Sie hatten nur eine halbe Stunde Zeit zur Vorbereitung und wussten nicht, dass sie gleich darauf hier im Fernsehen auftreten sollen. Bitte Applaus für unsere erste Rednerin, Silke Helms aus München!»

Silke trat recht gelassen ans Rednerpult. Ihr hübsches, sorgfältig geschminktes Gesicht machte sich gut im Scheinwerferlicht. Sie schien ihren Auftritt zu genießen und schaute fünf Sekunden lang schweigend ins Publikum. «Wer von Ihnen mag keine Tiere?» Die Aufmerksamkeit der Anwesenden war sofort geweckt. Die anschließend gesetzte Pause erhöhte die Spannung. Würde sich womöglich jemand aus dem Publikum melden? Natürlich nicht. Eine derartige Reaktion war mit der Frage auch keinesfalls beabsichtigt. Die Frage war «rein rhetorisch», ein Kunstgriff, um Spannung zu erzeugen und zugleich das Thema vorzustellen.

Silke hatte mit weicher, tiefer Stimme begonnen und fuhr genauso fort: «Ich glaube, die meisten Menschen mögen Tiere. Und viele haben deshalb Haustiere. Ich möchte darüber sprechen, was uns Haustiere geben können. Das Thema liegt mir am Herzen, denn ich habe selbst zwei Katzen, die ich sehr liebe …» Die Rede war bewegend und inhaltlich überzeugend. Doch nach zwei, drei Minuten klang Silkes Stimme zunehmend bemüht und schleppend. An einer Stelle, als sie vom Tod einer ihrer Katzen sprach, musste sie sich räuspern – einmal, zweimal, nach einigen weiteren Wörtern immer wieder.

Später beim Feed-back erhielt Silke viel Lob für die Gestaltung ihrer Rede und die emotionale Lebendigkeit. Karin sagte: «Rhetorisch war deine Rede ausgezeichnet, Silke. Du machst ja auch Telefonmarketing. Fängst du da mit einer Frage an?» Silke nickte. «Ja. Ich hab gemerkt, dass das am besten wirkt. Nach einem kurzen Hallo, Name, Firma frage ich meistens: ‹Haben Sie schon mal etwas von … gehört?›» «Ja, das ist bestimmt sehr effektiv», meinte Karin. «Doch mit deiner Stimme solltest du anders umgehen. Mir scheint, deine Stimmbänder sind überstrapaziert. Ich würde dir empfehlen, einen Hals-Nasen-Ohrenarzt zu konsultieren. Du hast deine Rede mit einer sehr tiefen Stimme begonnen, deine natürliche Stimmelage ist aber höher. Vielleicht sprichst du sonst sogar zu hoch und hastig und hast jetzt erst bei den Übungen entdeckt, dass eine tiefe Stimme entspannt und zugleich sexy klingen kann. Du hast dich bemüht, deine Stimme künstlich in einer tiefen Lage zu halten, und diese Bemühung konnte man hören.

Und nun was ganz Wichtiges für alle: Wenn ihr einen Kloß im Hals spürt oder die Stimme heiser wird, bitte nicht räuspern! Das belastet die Stimmbänder zusätzlich. Besser ist: kurz husten, um den Schleim zu lösen. Einen Schluck Wasser trinken! Neben unserem Rednerpult steht, wir ihr wohl bemerkt habt, ein Glas Wasser bereit. Und ganz allgemein: Solltet ihr stark erkältet und ohne Stimme sein, möglichst nicht flüstern. Das strapaziert die Stimmbänder weitaus mehr als normales Sprechen. Seid einfach still und kuriert euch mit den entsprechenden Medikamenten.

Ja, und noch ein Punkt: An welcher Stelle hat Silke mit dem Räuspern begonnen? Sie sprach vom Tod ihrer Katze. Da hat ihre Trauer über den Verlust die bereits wartende Heiserkeit aktiviert. Ein wunderbares Beispiel dafür, wie sich der Inhalt unserer Rede über die eigenen Gefühle auf unsere Stimme auswirken kann. Daran ist nichts schlecht oder verkehrt. Doch seid euch bewusst, welches Gefühl ihr in welcher Redesituation in euch weckt. Wollt ihr in einer Geschäftsbesprechung die Tränendrüse drücken? Manchmal ist das genau richtig, meistens nicht. Und vor allem: Nicht ihr sollt schluchzen, sondern eure Zuhörer.»

Nach Silke hatten sich an diesem Abend noch neun Redekanditaten zu bewähren. Nicole verriet ihre Unsicherheit und Suche nach Bestätigung unter anderem dadurch, dass sie bei fast jedem Satzende die Stimme nach oben lenkte, als wollte sie fragen: «Ist das okay so? Bin ich okay?» Das war ihr gar nicht bewusst. Karin sagte: «Stimme heben, Stimme senken – ganz wichtiger Punkt. Hört euch genau zu beim Sprechen. Erlebt es als einen Gesang. Jeder gesprochene Satz ist wie eine Melodie oder wie der Teil einer Melodie. Bei einer Frage wird die Stimme zum Schluss angehoben, denn da soll noch etwas folgen, da wird eine Antwort erwartet. Ansonsten – das heißt, bei einem Punkt und vor allem beim Schluss eines Absatzes – sinkt die Stimme. So, wie eine Melodie zum Grundton zurückkehrt. Ich habe Redner erlebt, die sogar noch am Schluss ihrer gesamten Rede die Stimme wie bei einer Frage gehoben haben. Der Beifall kam verzögert und spärlich, weil alle dachten, da folgt noch was.»

Bei Manfred wurde bemängelt, dass seine Stimme zu monoton klang. Sie schien auf einem Ton kleben zu bleiben, während sich seine buschigen Augenbrauen und sein Schnauzbart lebhaft auf- und niederbewegten. Da alles auf Video festgehalten war, konnte jede Sequenz beliebig oft wiederholt werden. Karin suchte sich bei jedem Redner eine oder zwei Passagen heraus, die von anderen Teilnehmern kritisiert worden waren, und trug sie dann so vor, wie sie es machen würde. Dabei ging es primär um die Stimme, um Klang, Artikulation, Sprachmelodie und Dynamik. Doch auch Atmung, Haltung, Mimik und Gestik wurden berücksichtigt.

«Nur als Anregung», erklärte Karin. «Das alles ist so unglaublich vielschichtig, ein Studium fürs ganze Leben, wenn man will. Es gibt viele andere Möglichkeiten, eine Rede zu beginnen, einen Satz zu sagen und dabei zu lächeln und zu gestikulieren. Bitte imitiert mich nicht einfach, höchstens mal zur Übung. Ihr könnt euren Auftritt und meinen Vorschlag dazu auf Videokassette mit nach Hause nehmen. Öfter mal anschauen und genau beobachten. Dabei wird euch vieles auf- und einfallen.

Dies heute Abend war für euch ein Sprung ins kalte Wasser. Wir hätten auch vorher eine Woche alle möglichen Techniken der Präsentation üben können. Doch das würde keinesfalls eine bessere Performance garantieren. Es kann sogar manches überlagern, was ihr bereits auf eure Weise völlig richtig macht. Ich möchte euer eigenes Potenzial anregen und nicht alles nach irgendwelchen Regeln, Standards und Methoden umkrempeln. Mark, wie war das für dich heute Abend?»

Zum wem spreche ich?

Mark, einer der beiden angehenden Moderatoren, überlegte einen Moment. Dann erwiderte er: «Ich war aufgeregt. Kloß im Hals, zittrige Hände, weiche Knie. Bevor ich mit dem Reden anfing, kam mir plötzlich der Gedanke: ‹Du hast jetzt die Wahl. Entweder du siehst nur zwanzig Seminarteilnehmer – leichte Übung –, oder du siehst einen vollen Saal vor dir, große Live-Übertragung, die Chance!› Da gibt es ja diese Tricks bei Lampenfieber, sich die Zuhörer als Plastikfiguren oder so vorzustellen. Aber nee, das fand ich in dem Moment ganz blöd. Warum nicht die Herausforderung annehmen, als würde man zur gesamten Menschheit sprechen? Und da war plötzlich eine enorme Energie in mir.»

«Das kam auch rüber», sagte Karin. «Du warst bei deinem Auftritt sehr präsent und überzeugend. Ich halte übrigens auch nichts davon, sein Lampenfieber zu bekämpfen, indem man sich die Zuhörer als Holzklötze oder sonst etwas vorstellt. Doch auch die Vorstellung, man spräche vor 5000 Menschen oder der gesamten Menschheit, ist eben nur eine Vorstellung, wenn tatsächlich nur zwanzig Leute vor einem sitzen. Und da hast du in manchen Sätzen so übertrieben, dass sich die zwanzig Leute, die hier tatsächlich anwesend sind, nicht mehr angesprochen fühlten. Stimmt das?»

Etliche nickten, und Karin fuhr fort: «Der Redner muss immer die eigentliche Situation zur realistischen Grundlage machen. In unserem Fall war das etwas kompliziert. Vorgetäuschter TV-Live-Auftritt in einem Stimmseminar mit zwanzig Teilnehmern … Zu wem spreche ich? Das ist immer wieder die Frage: Zu wem spreche ich eigentlich? Und die Antwort ist: Ich spreche letztlich immer zu mir selbst. Ob irgendjemand sonst mir zuhört, und *wie* er mich hört, kann ich nie definitiv wissen. Doch ich höre mich selbst. Und die Intention, einen oder eine Million Menschen zu erreichen, färbt meine Rede.

Als Rundfunkmoderator sitze ich allein im kleinen Aufnahmeraum und spreche ins Mikrofon. Durch das schalldichte Fenster sehe ich den Tontechniker, der mir Zeichen gibt. Das ist alles. Zu ihm spreche ich nicht. Wie viele Menschen mir in dieser Sendung zuhören, weiß ich nicht, geschweige denn, wie jeder Einzelne in seiner momentanen Situation mein Gerede aufnimmt. Telefongespräche mit Hörern schaffen da etwas Abhilfe. Man hat einen konkreten Ansprechpartner. Was meinst du dazu, Markus?»

«Ich hab bisher nur zweimal in einer echten Rundfunksendung moderieren dürfen. Beim ersten Mal war es die Hölle. Beim Zeichen des Tontechnikers sah ich plötzlich eine riesige Menschenmenge vor mir und dachte, dass ich keinen Ton herausbringe. Die ersten Sätze kamen wie herausgewürgt, doch dann ging es. Beim zweiten Mal sollte ich Love-Songs moderieren und stellte mir vor, wie ich zu meiner Freundin spreche. Das lief wunderbar.»

«Okay. Wie wäre es nun, wenn wir sprächen ohne Vorstellung davon, zu wem wir sprechen? Das ist mein Punkt. Ihr müsst euch nichts vorstellen. Denn ihr wisst im Grunde in jeder Situation, zu wem ihr sprecht. Das mag jetzt ziemlich mysteriös klingen, aber es ist so. Wenn es für mich gut und richtig klingt, was ich sage, dann ‹ab die Post› – es ist sowie schon raus. Keine Trennung zwischen Sender und Empfänger. Was hier und jetzt spricht und wahrnimmt, das allein zählt und ist wirklich. Hört ihr mich? Ich höre mich!»

Karin sagte eine Minute lang nichts. Es war eine sehr lebendige Pause. Die Mühlen des Verstandes drehten sich munter. «Also, ganz egal, was ich sage und zu wem ich spreche, all das kommt postwendend zu mir zurück?», fragte jemand ungläubig. «Nein, die Post ist viel zu langsam», erwiderte Karin und lachte. «Ich möchte darauf hinaus, dass wir im Moment des Redens so wach und präsent wie möglich sein sollten. Das geht nicht, wenn wir uns Sorgen machen, wie die anderen unsere Worte aufnehmen. Es geht nur, indem wir lernen, uns selbst zuzuhören, ohne dabei zu kritisieren. Einfach nur aufmerksam hören. Und das können wir bei jeder Gelegenheit üben.»

Die Stimme in der Partnerschaft

Die Schöne und das Biest

Der dritte Seminartag begann mit den Fünf (bzw. Sieben) »Tibetern« sowie einigen Atem- und Stimmübungen. Danach stellten sich die restlichen zehn Teilnehmer der Show «Deutschlands Superstar der Sprechstimme». Vor der Mittagspause gab es Feedback und Erfahrungsaustausch. Wer war besser dran: die zehn gestern Abend oder die zehn heute Morgen? Wie hilfreich war die Vorbereitungszeit? Ja, etliche hatten von den Informationen vom vergangenen Abend profitiert. Doch bei der Gesamtbeurteilung aller Sprecher machte sich dieser Unterschied kaum bemerkbar. Von den Rednern am Abend wurden zwei als hervorragend, drei als sehr überzeugend, zwei als nicht schlecht und drei als schwach beurteilt. Am Morgen gab es wieder zwei Stars, dann fünf recht gute Redner, und die restlichen drei wurden damit getröstet, dass sie zu aufgeregt und verkrampft wirkten.

Nach der Mittagspause saßen alle wieder auf ihren in vier Reihen angeordneten Stühlen. Die Leinwand vorne versprach eine Filmvorführung. Rollos schirmten das durch die Fenster einflutende Tageslicht ab. Es war dunkel. Aus den Lautsprechern erklangen eine tiefe, ruhige Männer- und eine weiche Frauenstimme. Zu sehen war nichts.

«Oh, Belle, bist du gerne hier bei mir?»

«Ja, doch ich mache mir Sorgen um meinen Vater!»

Tatsächlich, das war offenbar aus einem Film. Manche hatten eine vage Ahnung. Irgendetwas Märchenhaftes. «Hallo, ihr

Frauen, wie fandet ihr die männliche Stimme?», fragte Karin. «Berührend!» «Schüchtern, innerlich bewegt und stark zugleich!» «Ein echter Gentleman!» «Wow! Dem könnte ich in die Arme sinken!» «Ein bisschen zu alt und steif!», lauteten die Kommentare. «Na, dann wollen wir uns diese Szene mal ansehen!», sagte Karin. Alle waren überrascht, als sie den Filmausschnitt sahen. Zeichentrick! Ein dunkelhaariges, junges Mädchen sprach mit einer seltsamen Kreatur, einer Mischung aus Bär und Tiger, auf dem Balkon eines Schlosses.

«Das ist aus dem Film *Die Schöne und das Biest*», erklärte Karin. «Es ist die Zeichentrickversion der Disney-Studios. Lieber hätte ich euch den originalen Spielfilm, der *Es war einmal* beziehungsweise *Die Schöne und die Bestie* heißt, gezeigt. Doch den bekommt man heutzutage weder in Videotheken noch im Internet. Sehr schade! Er stammt von dem berühmten französischen Regisseur Jean Cocteau und wurde unter dem Titel *La Belle et la Bête* 1946 in Paris uraufgeführt. Immerhin, die Disney-Version bekam zwei Oskars, und zwar für den Gesang.

Erst mal kurz zur Story: Die Bestie ist ein verwunschener Prinz. Er war überheblich gegenüber einer alten und hässlichen Bettlerin, die sich als Zauberin entpuppte. Sie verwandelte den Prinzen in ein abscheuliches Monster und alle Menschen in seinem Schloss zu Dingen, etwa zu Kerzen oder Tassen. Im Film erscheinen sie als lebendige, dienstbare Geister. Jedenfalls kann der Prinz den Fluch nur auflösen, wenn er die Liebe einer Frau für sich gewinnt. Doch welche Frau würde sich je in eine solche Bestie verlieben! Das ist die Frage des Märchens: Können wir die innere Schönheit des anderen entdecken, auch wenn sie durch äußere Hässlichkeit verdeckt ist? Und: Können wir die äußere Schönheit durchschauen, wenn sich dahinter ein widerwärtiger Charakter verbirgt? Dafür steht im Film der Gegenspieler der

Bestie, ein schmucker Macho, der sich zunehmend als gemeiner Fiesling entpuppt. Die Bestie erlebt dagegen durch das Zusammensein mit Belle eine erstaunliche innere Verwandlung, wird immer weicher und verletzlicher, was die Stimme überzeugend zum Ausdruck bringt.

Zwar ist auch die Stimme noch etwas Äußerliches. Wir können uns von ihr durchaus täuschen lassen. Bei der Bestie klingt sie zunächst roh und unbeherrscht, doch immer häufiger kommt ein weicher, verletzlicher Ton durch. In der Stimme zeigt sich – zumindest in diesem Film – die Wandlung des Herzens. Sichtbar wird die Verwandlung von der verwunschenen Bestie zum schönen Prinzen erst ganz zum Schluss.

‹Belle›, die ‹Schöne›, empfindet zunächst Mitleid, dann echte Zuneigung. Solche Gefühle können nur durch ehrliche und tiefe Gespräche entstehen – oder was meint ihr? Das Märchen will doch sicher sagen, dass das Innere wichtiger ist als das Äußere. Herz und Seele auf der einen, äußere Schönheit auf der anderen Seite. Zugegeben, in diesem Film ist die Situation sehr zugespitzt. Doch Stimme und Aussehen scheinen doch auch im normalen Leben öfter mal nicht zusammenzupassen, oder? Da gibt es Menschen mit einem attraktiven Gesicht, doch ihre Stimme klingt kalt, berechnend und überheblich. Und andere, äußerlich unscheinbar, erwecken unser Vertrauen durch ihre sympathische, herzlich-warme Stimme. Angenommen, ihr sucht einen Lebenspartner. Wie wichtig wäre euch dabei die Stimme?»

Die Seminarteilnehmer drucksten herum. «Ja, klar, die Stimme ist schon wichtig», meinte Nicole. «Aber ich weiß nicht, wie ich mir die vorstellen soll. Sympathisch soll sie sein, sicher. Aber irgendwie doch auch erotisch, oder?» «Ich war mal total fasziniert von einer Rundfunkmoderatorin, wie die sprach … !», bekannte Mark. «Als ich sie dann auf einer Party persönlich kennen lernte, war ich ziemlich enttäuscht. Sie entsprach überhaupt nicht meinem Typ!»

«Ja, ja, der Typ!», meinte Karin. «Gerade in Sachen Partnerschaft kann ich nur raten: Geht nicht ausschließlich danach, ob der andere eurem Typ entspricht oder nicht. Versucht, etwas offener und flexibler zu sein! Ich weiß aus eigener Erfahrung, das ist nicht so leicht. Doch die Stimme eines Menschen sagt tatsächlich mehr über sein Wesen als sein Gesicht, ganz zu schweigen von dem ‹knackigen Hintern›, der in gewissen Frauen- und Fitnessmagazinen stereotyp beschworen wird. Wie ein sexy Po in einer Partnerschaft weiterhelfen soll, wenn es um echte menschliche Probleme geht, ist mir schleierhaft. Aber hier befassen wir uns mit der Stimme. Und auch da sollten wir lernen, zwei Aspekte bewusst zu unterscheiden, nämlich Erotik und Vertrauen. Oder findet ihr, dass eine erotische Stimme zwangsläufig vertrauenswürdig ist?»

Die meisten schienen sich diese Frage bisher nicht gestellt zu haben und schauten Karin ratlos und fragend an. In ihren Köpfen arbeitete es. «Sich Stimmen vorzustellen ist nicht so leicht, wie?», sagte Karin schmunzelnd und verteilte einen Fragebogen.

Ein Fragebogen

«Ihr werdet gleich zehn Sprechstimmen hören, fünf Männer und fünf Frauen, die hierzulande ziemlich bekannt sind. Es macht nichts, wenn ihr die Stimmen nicht erkennt. Wichtig ist nur euer persönlicher Eindruck. Und das ist wirklich ganz wichtig: Die eine oder andere bekannte Stimme wurde in den Medien als besonders sexy oder Vertrauen erweckend oder sonst wie dargestellt, sogar mit Umfrageergebnissen. Das sollte euch hier bitte nicht beeinflussen. Kommt das in euren Kopf – der Druck der öffentlichen Meinung –, nehmt es als bloße Meinung wahr. Konzentriert euch auf genau den Eindruck, den ihr habt. Lauscht einfach der Stimme. Schließt die Augen. Stellt euch nichts vor. Danach beantwortet ihr – ohne lange zu überlegen – den Fragebogen. Es gibt weder Preise noch Zensuren. Ist nur für euch selbst.»

Über die Lautsprecherboxen erklangen die zehn Stimmen, jede nur zwanzig bis dreißig Sekunden. Dazwischen lagen Pausen von zirka zehn Sekunden. Die Seminarteilnehmer waren in ihre Fragebögen vertieft. Sie sollten oben ihren eigenen Namen notieren und dann zu jeder Stimme vier Aufgaben bearbeiten:

1. Skala der Erotik. Verteile Noten von 1 bis 6 (1 = sehr erotisch, 6 = völlig unerotisch)
2. Skala des Vertrauens. Verteile Noten von 1 bis 6 (1 = erweckt auf Anhieb Vertrauen, 6 = macht sofort misstrauisch)
3. Wie klingt die Stimme? (Ankreuzen)

Tonlage:	tief	mittel	hoch
Klang:	weich	mittel	hart/schneidend
Tempo:	langsam	mittel	schnell
Eigenart:	ungewöhnlich	normal	

4. Was mir noch aufgefallen ist (Stichworte)

Karin sammelte die Fragebögen ein, überflog sie, lächelte gelegentlich. Zehn Minuten lang herrschte gespannte Stille. «Na ja, wie ich es in etwa erwartet habe. Verona Feldbusch sexy, aber nicht sehr vertrauenswürdig, Dieter Bohlen weder noch, Lilo

Wanders – übrigens ein Mann in Frauenkleidern, seit zehn Jahren Moderator der Sendung ‹Wa(h)re Liebe› – nicht erotisch, doch vertrauenswürdig. Bundeskanzler Schröder ziemlich sexy und zugleich vertrauenswürdig – meinen hier zumindest fünf Damen und ein Herr. Popstar Robbie Williams ganz besonders sexy, auch vertrauenswürdig. Die schrille Hella von Sinnen konnte weder in der einen noch in der anderen Richtung Punkte sammeln. Sexidol Jennifer Lopez erscheint erstaunlich neutral, UFA-Filmstar Zarah Leander klingt nach über sechzig Jahren immer noch sehr erotisch.

Wisst ihr, wir könnten hunderte Stimmen nehmen und uns wochen- oder monatelang damit beschäftigen, wie erotisch oder Vertrauen erweckend die sind. Glaubt ihr – vor allem ihr Jüngeren – tatsächlich, es gäbe eine bestimmte Stimmfrequenz, die euch die Schenkel oder gar die Herzen öffnet? Ein tief gehauchtes ‹Hallo, Baby› oder die geprobte Stimmimitation eines Leinwandstars, und alles läuft wie erhofft und mit Stimmöl geschmiert? Nee.

Es stimmt zwar, dass eine tiefe Stimme grundsätzlich erotischer klingt als eine hohe und zugleich auch Vertrauen weckt. Ihr habt das durch eure Kreuze bei Punkt 3 bestätigt. Psychologen erklären das unter anderem mit der Situation im Säuglings- und Kleinkindalter. Ein schreiendes Baby lässt sich leichter durch eine tiefe Stimme beruhigen. Kelders Colonel Bradford bringt darüber hinaus die Energiewirbel ins Spiel. Dennoch: Die Tonlage ist nur *ein* Aspekt der Stimme. Es kann auch richtig sein, alle Patentrezepte zu vergessen und dem natürlichen, der Situation genau angemessenen Fluss der Stimme zu folgen, jedenfalls, wenn es euch wirklich um Liebe geht. Partnerschaft ist nicht Business. Ich will damit nicht das Business abwerten. Eher möchte ich dazu anzuregen, auch im Beruf und Geschäftsleben so viel spontane Kreativität und Liebe wie möglich einzubringen. Liebe offenbart sich in jedem Moment unseres Lebens. In unseren menschlichen Stimmen wie auch in denen der Tiere wird sie zum Gesang, gerade dann, wenn keine Berechnung oder Absicht im Wege steht.»

Der Spiegel: Wie gefallt ihr euch selbst?

Nach der Kaffeepause fanden die Seminarteilnehmer anstelle der Leinwand einen Spiegel vor, so groß wie eine Zimmertür. Karin betrat den Raum ohne Showeffekt, ganz normal und unauffällig. Sie trug einen sportlichen Trainingsanzug, in dem sie sich sichtlich wohl fühlte. «Wir kommen nun zu der schwersten und zugleich einfachsten Übung in diesem Seminar. Wie kann ich so natürlich und unverstellt wie möglich sprechen? Damit haben wir alle die größten Schwierigkeiten. Schon allein der Gedanke ‹Wie wirke ich am natürlichsten?› erweist sich als Falle. Denn sobald ich mir eine Wirkung vorstelle, agiere ich schon nicht mehr spontan. Und warum sage ich: zugleich die einfachste Übung? Weil wir keine Technik anwenden müssen, um so zu sein, wie wir sind.

Wann verhalten wir uns natürlich und echt? Viel häufiger, als ihr vielleicht denkt. Beispiel Alltagsgespräch: ‹Hast du schon den Rasen gemäht?› ‹Nö.› ‹Warum denn nicht?› ‹Och, keine Lust gehabt.› Keine Verstellung, keine besondere Vorstellung von: ‹Wie wirke ich jetzt?› Sollen wir solche Gespräche üben? Wie sollte das gehen? Es geschieht, einfach so. Und ich kann dazu nur sagen: Genießt die normalen Momente eures Alltags.

Dann wiederum gibt es Situationen, die sind so herrlich oder so schrecklich, dass der Verstand ‹stehen bleibt›. Auch da sind wir authentisch. Von solchen Situationen lebt vor allem Hollywood. Endlich der seit Monaten ersehnte Kuss. Oder jemand hält uns eine Pistole an den Kopf. Das wollen wir hier natürlich nicht üben, lässt sich auch gar nicht üben.

Unser Thema ‹Liebe und Partnerschaft› hat mit dem Gewöhnlichen und dem Extremen zu tun. Mit Langeweile und Frust ebenso wie mit Freude und Angst. Erinnert ihr euch an die ersten Tanzstunden oder Diskobesuche? Oh, da war *er* oder *sie*, so viel versprechend, geheimnisvoll und unerreichbar! Und zugleich die Herausforderung: Warum nicht jetzt einfach hingehen und sagen: ‹Möchtest du mit mir tanzen?› Oder – ganz andere Situation – zehn Jahre später, wenn der vertraute und geliebte Partner wütend und verzweifelt eine ehrliche Antwort verlangt: ‹Wo warst du gestern Nacht?› In solchen Momenten sind wir nicht cool-entspannt, sondern unangenehm gefordert.

Nun, dies hier ist keine Gruppentherapie und auch keine ‹Encountergruppe›, kein Partnerschafts- oder Tantra-Workshop, wo extreme Situationen durchgespielt werden, um verborgene emotionale Schichten zu aktivieren. Oft genug ist in solchen Gruppen die Stimmung oder Energie tatsächlich so geladen, dass kaum noch jemand schauspielern kann. Was da aus einem herausbricht, das ist schon eine Erfahrung wert. Es kommen echte Tränen. Die Stimme, der ganze Körper bringt unverstellt Wut, Eifersucht, Trauer oder Scham zum Ausdruck.

Doch im Grunde kennt jeder von euch solche Momente, in denen die Maske bröckelt. Ein Gefühl der Hilflosigkeit durchflutet Geist und Körper. Es wird einem siedend heiß, dabei perlt kalter Schweiß von der Stirn, die Gedanken überschlagen sich, man kriegt keinen Ton raus oder beginnt zu stottern, es scheint, als würde einem der Boden unter den Füßen weggezogen werden. Wer da noch – gut trainiert – zum tief angesetzten ‹Alles okay, reg dich nicht auf› greifen kann, wird seines scheinbaren Sieges meist nicht recht froh. Er oder sie spürt: Es wäre richtiger gewesen, die eigene Hilflosigkeit auszuhalten und auszudrücken, statt sie zu überspielen. Und das gilt für die ersten Annäherungsversuche ebenso wie für das offene Gespräch nach einer fünf- oder fünfzigjährigen Ehe.

Mein Rat für all diese Situationen ist: Weicht der eigenen Hilflosigkeit nicht aus. Nehmt sie wahr, fühlt sie, nehmt sie an. Das ist im ersten Moment unangenehm. Es scheint geradezu unerträglich. Doch meistens kommt schon bald eine unerwartete innere Entspannung. Schon wenn ihr sagt: ‹Ich fühle mich so hilflos, ich weiß nicht, was ich sagen soll!› Hier dürft ihr euch auch gerne an die Pause erinnern. Man muss nicht gleich reden. Wir könnten das alles in Rollenspielen proben. Tun wir nicht. Auch Schauspieler, die extreme psychologische Situationen überzeugend dargestellt haben, können in einer privaten Krise den Moment verpassen, wo es auf die eigene Wahrhaftigkeit ankommt. Was machen wir also, um die Echtheit und Natürlichkeit unserer Stimme zu ‹üben›?»

Karin schwieg für eine Minute. Manche Teilnehmer schauten währenddessen wiederholt auf den Spiegel. Schließlich sagte Karin: «Ja, ganz recht, wir werden den Spiegel benutzen, und zwar für eine Art Ritual. Sicher kennt ihr den weisen Spruch, dass der andere unser Spiegel sei. Was fällt euch dazu ein? Bitte nicht lange überlegen. Silke, was meinst du?» Silke schreckte auf. «Äh, na ja, mir ist aufgefallen, gestern hast du einmal beim Sprechen das Gesicht extrem verzogen. Erst ein breites Grinsen, dann plötzlich starr. Ich hab das automatisch nachgemacht, andere auch. Meinst du so etwas?» Karin lächelte. «Gut beobachtet, Silke. Was sagst du, Nicole?» «Also, wenn ich zu anderen spreche, stelle ich mir tatsächlich so eine Art Spiegel vor. Irgendwie beurteile ich mich dabei ständig. Das finde ich echt beschissen!» Niemand lachte, einige nickten bestätigend.

«Ich brauche jetzt einen ersten Mutigen, der sich diesem Zauberspiegel hier stellt», sagte Karin. «Wir müssen einfach mal ausprobieren, was es mit dem Spiegel auf sich hat. Ich erkläre nur ganz kurz, worum es geht. Der Betreffende stellt sich vor den Spiegel und sagt laut und deutlich zu seinem Spiegelbild: ‹Ich liebe dich.› Und zwar mehrmals, wenigstens einmal auch mit geschlossenen Augen. Was das alles soll, werden wir später besprechen. Nun, wie sieht's aus? Wer ist bereit?»

Nach einer kurzen Pause meldete sich Dörthe, die fünfundzwanzigjährige Kollegin von Rundfunkmoderator Mark. Sie hatte bisher wenig gesagt, doch stets aufmerksam zugehört. «Lass dir Zeit. Du tust das für dich selbst.» Karin führte Dörthe an den Spiegel. Dörthe sah ihr Spiegelbild etwa zwei Meter entfernt in – wie ihr schien – voller Größe vor sich. Sie hob langsam die Arme, legte die rechte Hand auf ihr Herz und sagte fest und ruhig: «Ich liebe dich.» Sie lächelte, streckte wie in Trance den linken Arm aus, der ihr nun aus dem Spiegel entgegenkam. «Ich liebe dich.»

«Scheiße! Das ist doch alles Humbug, bloßes Getue!» Manfred, der Werbefachmann mit den buschigen Augenbrauen, konnte nicht mehr an sich halten. «Wenn ich schon diese Posen sehe!» «Okay, Manfred, du bist gleich dran, wenn du willst, aber jetzt lass Dörthe ihre Sache mal zu Ende führen.» Karins Stimme klang ruhig und bestimmt. «Mach bitte weiter, Dörthe, okay?» Dörthe nickte, schloss die Augen und sagte ein drittes Mal: «Ich liebe dich.» Diesmal klang ihre Stimme leiser und schien leicht zu zittern. Dann ging sie wieder auf ihren Platz. Das Auditorium klatschte.

Karin hob die Hand: «Stopp! Diesmal ist das keine Show,

sorry. Manche von euch haben vielleicht den Punkt noch nicht verstanden. Manfred, was hat dich so aufgebracht?» «Das war *eben doch* Show, und genau das hat mich wütend gemacht!» «Bist du dir so sicher? Würdest du selbst den Test machen?» «Hm, muss ich ja jetzt wohl.» Manfred stiefelte nach vorne und stellte sich trotzig vor dem Spiegel auf. Nach einer kurzen Pause sagte er zu Karin: «Also, ‹Ich liebe dich› zu sagen, das stimmt für mich einfach nicht!» «Na, gut. Vorschlag: Du sagst den Satz trotzdem, ganz gleich, wie er aus dir herauskommt. Doch hör dir dabei möglichst genau zu. Dann sagst du, was du sagen willst, und schaust dir dabei im Spiegel in die Augen. Dann Augen zu und: ‹Ich liebe dich!› Okay? Wirklich nur als Experiment. Eine Versuchsanordnung. Vielleicht kommt was Interessantes dabei heraus, vielleicht auch nicht.» Manfred nickte.

Beim ersten «Ich liebe dich» klang seine Stimme gepresst und wütend. Nicole konnte nur mühsam ein Kichern unterdrücken. Dieser Widerspruch zwischen der Bedeutung des Satzes und der Stimme war einfach zu verrückt! Dann sagte Manfred, schon weniger wütend: «Ich finde diese Situation lächerlich. Warum soll ich zu meinem Spiegelbild reden? Ich sehe es, das reicht!» Dabei beobachtete er aufmerksam den Ausdruck seiner Augen im Spiegel. Für einen Moment schien er unschlüssig zu sein, als wollte er dort noch etwas finden und etwas dazu sagen. Dann schloss er die Augen und sagte eine gute Minute nichts. Schließlich kamen zögernd, doch ruhig, wie eine verwunderte Feststellung, die Worte: «Ich liebe … mich … nicht.» Er kehrte mit unbewegtem Gesicht zu seinem Platz zurück. Es war lange Zeit still im Raum. «Wer möchte noch?», fragte Karin dann. Wenigstens zehn Hände hoben sich. Drei Teilnehmer wurden ausgewählt, das «Ritual» öffentlich auszuführen.

«Wer von euch möchte diese Übung zu Hause ausprobieren?»

Alle wollten das. Karin freute sich. «Wunderbar! Ihr habt wahrscheinlich schon gehört oder in Ratgebern gelesen, dass man andere nicht gut lieben, mögen, akzeptieren kann, wenn man sich selbst widerlich findet. Das müsste eigentlich jedem einleuchten. Doch wir kennen alle auch den Vorwurf – von Eltern, Freunden, Partnern: ‹Du denkst immer nur an dich. Was bist du nur für ein Egoist!› Ist das nicht verwirrend? Ist ein Egoist nicht jemand, der sich selbst liebt? Jesus sagte: ‹Liebe deinen Nächsten wie dich selbst.› Das scheint nicht so einfach. Meine Mutter beschwert sich zum Beispiel, dass ich sie zu selten besuche. Heißt das, ich bin ein Egoist, der nur seine eigenen Interessen im Auge hat?

Das Thema wird sehr kompliziert, wenn wir abwägen: ich oder die anderen. Es wird dagegen ganz einfach, wenn wir uns auf das Schlüsselwort konzentrieren, nämlich ‹lieben›. Amerikaner sagen schon eher mal in einer alltäglichen, familiären Situation: ‹*I love you.*› Wir Deutschen tun uns damit schwerer. Wann habt ihr zuletzt zu eurem Partner, zu euren Eltern oder Kindern gesagt: ‹Ich liebe dich›? Das Wort ‹lieben› hat eine andere Schwingung als etwa die Wörter ‹mögen›, ‹respektieren›, ‹bewundern› oder auch ‹lieb haben›. Wir empfinden es als sehr intim und winden uns: ist doch kitschig, gefühlsduselig, pathetisch. Zugleich spüren wir: Mit diesem Wort gehen wir eine Art innere Verpflichtung ein. Es ist ein tiefes Versprechen: Ich werde dich nicht im Stich lassen!

Und nun sollen wir zu unserem Spiegelbild ‹Ich liebe dich› sagen. Wer spricht hier zu wem? Das fragt ihr euch sicher. Und ich behaupte: Das ist im Grunde egal. Wichtig ist vor allem, die ungewöhnliche Energie, die Macht des Wortes ‹liebe› in diesem Satz zu spüren. Wir wissen nämlich alle sehr gut, was es wirklich bedeutet, auch und gerade dann, wenn wir das nicht definieren können. Wir wissen zumindest ganz genau, was es nicht bedeutet. Sobald wir das, was wir wahrnehmen, abschätzen, auf unseren Vorteil oder Nachteil hin beurteilen, stimmt das ‹liebe› nicht mehr.

Wenn ihr den Satz ‹Ich liebe dich!› vor dem Spiegel sagt, achtet auf eure Gedanken. Da könnte zum Beispiel kommen: ‹Das Gesicht ist okay, aber diese Haare!› Und schon wird das ‹Ich liebe dich› gespalten in ‹das an mir mag ich und das nicht›. Nehmt diese Beurteilungen einfach zur Kenntnis, ohne ein weiteres Urteil draufzusetzen. Achtet nur auf das Wort ‹liebe› – wie es klingt und was ihr dabei empfindet. Verlegenheit, Zweifel, Scham, Scheu, Verbitterung, Trauer, Sehnsucht, Heiterkeit, Kraft, Freude, Dankbarkeit, Mitgefühl, Gleichgültigkeit ... Jede Gefühlsnuance ist wichtig.

Jeder von uns hat ein mehr oder weniger zwiespältiges Verhältnis zu sich selbst – doch nicht nur zu sich selbst, sondern auch zu anderen, ja zu allem anderen. Das liegt an der dualistischen Struktur unseres Verstandes. Er schwankt in seiner Beurteilung ständig zwischen angenehm und unangenehm, richtig und falsch, gut und böse, schön und hässlich. Auch jemand, der stets selbstbewusst auftritt, hat Momente des Zweifels, wo er sich selbst nicht akzeptieren kann. Vielleicht hat sich mancher von euch schon mal gewünscht, er könnte so unkompliziert wie ein Tier sein. Pferde oder Kühe scheinen keine Probleme damit zu haben, sich selbst so zu akzeptieren, wie sie sind.

Doch dahin können wir uns nun einmal nicht zurückentwickeln. Der Verstand bringt Gespaltenheit mit sich, hat aber eben auch enorme Vorteile. Und je mehr wir erkennen, dass er ein Instrument ist, desto besser können wir ihn einsetzen.

Da kommt uns nun das von Bradford vorgeschlagene Mantram OM, der siebte ›Tibeter‹, zu Hilfe. Wir können diesen Laut an die Stelle des ‹liebe› in ‹Ich liebe dich› setzen. Das ist der zweite Schritt. Also: ‹Ich … Ooommm … dich.› Wir werden das am Ende dieser Sitzung üben. Der tiefere Sinn dahinter ist: zu verstehen und zu erleben, dass Liebe den beurteilenden Verstand mit seinem Abwägen von Vor- und Nachteilen übersteigt. OM repräsentiert in diesem Fall den allumfassenden, alles akzeptierenden und überpersönlichen Strom der Liebe des Lebens selbst. Er fließt in jedem Moment unseres Lebens in uns – in allem, was wir denken, fühlen, sagen und tun. Nach einiger Zeit des Übens werden euch das vorgesetzte ‹Ich› und das nachgesetzte ‹dich› möglicherweise überflüssig vorkommen. Doch lasst es nicht aus Bequemlichkeit weg. Achtet lieber darauf, wie sich jedes Mal der Sinn dieser Wörter für euch ändert. Doch zunächst möchte ich, dass wir gemeinsam die Eindrücke besprechen, die das ‹Ich liebe dich›-Ritual bei euch hinterlassen hat.»

Dörthe, Manfred und die anderen drei «Selbsterforscher» antworteten auf das Feed-back der Teilnehmer und sprachen über ihre Gefühle während des Spiegelrituals. Dörthe gab zu, dass sie eine positive Grundeinstellung ausprobieren wollte, auch im Hinblick auf ihren zukünftigen Beruf als Moderatorin. Sie hatte sich selbst gleichsam in eine Art Trance versetzt. Und das war eben nicht echt. Für die Präsentation in Rundfunk und Fernsehen manchmal durchaus angebracht, kommentierte Karin. «Aber in der Partnerschaft, der Erziehung und Selbstfindung funktioniert das letztlich nicht. Doch du hast bereits ein Gespür für diesen ungespaltenen Strom der Energie und Aufmerksamkeit. Das wird dich tiefer führen, wenn du zugleich Gefühle wie Hilflosigkeit, Unsicherheit und Angst zulässt.»

Manfred konnte kaum glauben, wie positiv und anerkennend die Resonanz auf seinen trotzigen Auftritt ausfiel. Er hatte das Ritual ja nicht einmal den Regeln entsprechend ausgeführt. Die Sympathie galt vor allem seiner Aufrichtigkeit. Jeder konnte sich da wiedererkennen: Wie oft hasste man doch sich selbst und die ganze Welt! Sollte, durfte man da einen süßlichen Brei von «Ich liebe dich» drüberstreichen? «Nein», erklärte Karin. «Das Ritual soll euch diese inneren Widerstände bewusst machen. Statt Gruppentherapie Begegnung mit euch selbst, in eigener Verantwortung.»

Die Nachmittagssitzung endete damit, dass jeder für sich zehn Minuten sprach oder sang: «Ich … Ooommm … dich.» Zunehmend versanken alle in den Laut OM.

Die Party

Am Abend hatte sich der Seminarraum wieder völlig verwandelt. Nun war eine kleine Theke mit Barhockern davor aufgebaut. Fünf Tische mit Stühlen darum herum luden zu angeregtem Geplauder ein. Es war auch Platz zum Tanzen. Aus den Lautsprechern klangen – recht dezent – Oldies aus den Sechziger- und Siebzigerjahren. Beatles, Beach Boys, Rolling Stones. Das Licht war gedämpft. Ein paar rote, gelbe und blaue Glühbirnen sorgten für Atmosphäre. Karin kam herein; diesmal trug sie ein schlichtes Kleid. «Hallo, ihr Lieben! Tja, das sieht nach Party aus, wie? Soll es auch sein. Genießt es einfach, hier zu sein. Redet, worüber ihr Lust habt, und mit wem ihr wollt! Tanzt und bestellt bei DJ und Barkeeper Hendrik eure Lieblingssongs. Er hat über fünfhundert Titel zur Auswahl.» Karins Assistent Hendrik grinste und hielt einige CDs und ein Glas Cola hoch.

«Natürlich wird jeder irgendetwas für sich üben – schließlich ist und bleibt dies ein Seminar. Ihr habt dafür bezahlt und wollt etwas lernen. Und das wird auch heute Abend geschehen, ganz automatisch und zwanglos. Solltet ihr euch an einem der Tische mit euren Gesprächspartnern nicht so wohl fühlen, steht einfach auf und geht woanders hin. Ihr seid niemandem eine Erklärung schuldig.

Ihr dürft flirten, könnt eure erotische Stimme ausprobieren. Ihr könnt Probleme ansprechen, Witze reißen oder einfach still dasitzen. Achtet bei all dem auch immer wieder mal darauf, wie sich die Musik auf eure augenblickliche Stimmung und auf den Verlauf des Gesprächs auswirkt. Wann stört sie, wann unterstützt sie den Fluss? Und schließlich: Wenn jemand ein Problem hat, sich zum Beispiel von jemandem irgendwie belästigt fühlt oder so – ich stehe jederzeit zu einem vertraulichen Gespräch zur Verfügung. Und nun: viel Spaß!»

Als die letzten Partygäste zu Bett gingen, war es weit nach Mitternacht.

Die Stimme in der Erziehung

Nicht ziehen, sondern wachsen lassen

Der nächste Morgen begann wieder pünktlich um sieben Uhr mit den »Tibetern« und den anschließenden Atem- und Stimmübungen. Nach dem leichten Frühstück trafen sich alle wie üblich um neun Uhr.

«Unser Thema heute Morgen ist die Stimme in der Erziehung», begann Karin. «Das betrifft nicht nur die Lehrer hier und diejenigen unter euch, die selbst Kinder haben oder vielleicht demnächst welche haben werden. Es betrifft jeden von uns. Denn wir alle sind durch die menschliche Stimme geprägt worden, von unserer Zeit als Embryo im Mutterleib bis jetzt. Und wir werden weiterhin durch die Stimme beeinflusst und beeinflussen andere, ob wir die erziehen wollen oder nicht.

Was bedeutet überhaupt das Wort ‹Erziehung›? Gehen wir von der lateinischen Sprachwurzel aus: *E-ducere*, im Englischen *education*, bedeutet wörtlich ‹herausführen›. Woraus? Aus der kindlichen Unkenntnis. Und wohin? Tja, da streiten sich die Geister. Allgemein anerkannt ist wohl diese Version: zu einem selbst-verantwortlichen und leistungsfähigen Individuum in unserer Gesellschaft. Manche Kritiker sagen, unser Erziehungssystem schaffe in erster Linie angepasste Geldverdiener. Das können und müssen wir hier nicht im Einzelnen erörtern. Dennoch: Das Woher und Wohin der Erziehung sollten wir grundsätzlich stets im Auge behalten.

Die meisten und wichtigsten Lernschritte in der Entwicklung

des Kindes geschehen ganz natürlich und von selbst, wie das Wachsen des Körpers. Deshalb wurde das Erziehen auch bereits in der Antike mit der Arbeit des Gärtners verglichen, der das Wachstum der Pflanzen überwacht und fördert. Er kommt nicht auf die absurde Idee, an den Pflanzen zu ziehen. Doch etliche Lehrer und Erzieher scheinen genau das mit ihren Zöglingen zu tun. Ein schlimmes Missverständnis. Ob das mit dem deutschen Wort ‹Er-ziehung› zusammenhängt? Also, wie auch immer. In diesem Seminar gilt als erste Regel: Es wird weder gezogen noch gezerrt!

Dabei helfen uns die Übungen mit ‹Ich liebe dich› und ‹Ich … Ooomm … dich›. Das ist der richtige Ton. Da fühlt sich das Kind in seinem Wesen angenommen. OM ist ohne Erwartung, liebevoll und allumfassend. Wer von euch hat eigentlich Kinder?» Über die Hälfte der Teilnehmer meldete sich. «Gut. Ich werde euch zunächst etwas über die Entwicklung des Kindes in Bezug auf unser Thema sagen, und anschließend gehe ich auf Fragen ein.»

Die Entwicklung des Kindes

«Vor fünfzig Jahren operierten Chirurgen Neugeborene noch ohne Betäubung. Die gängige Auffassung war, dass Säuglinge weder Schmerzen empfänden noch sonst wie in der Lage wären, ihre Umwelt wahrzunehmen. Inzwischen hat sich das Bild völlig gewandelt. Die Wissenschaftler können gleichsam ins Gehirn sehen, auch in das von Embryos im Mutterleib. Es bildet sich bereits in den ersten sechs Wochen nach der Empfängnis. Bis zu einer halben Million neue Nervenzellen entstehen pro Minute. Bei der Geburt sind die Gehirnzellen oder Neuronen auf hundertzwanzig Milliarden angewachsen. Solche Zahlen sind unvorstellbar. Zumindest flößen sie wohl auch den hart gesottenen Forschern einen solchen Respekt ein, dass den Neugeborenen nun mehr zugetraut wird als bisher.

Schon länger ist bekannt, dass der Embryo die Stimmen und Klänge der Außenwelt wahrnimmt. Da gibt es mittlerweile auch etliche CDs, die Schwangere ihren Ungeborenen vorspielen: von Herzschlagtrommel über Kinderlieder bis hin zum Englischunterricht. Doch Lernprogramme sind grundsätzlich immer erst dann sinnvoll, wenn das Gehirn dafür aufnahmefähig ist. In der embryonalen Phase geht es vor allem um eines: so wenig Stress wie möglich. Es ist auf jeden Fall gut, wenn die angehende Mutter sanft zu ihrem Kind spricht und das OM singt.

Nach der Geburt durchläuft das Kind ganz bestimmte Entwicklungsstadien; die Forscher sprechen auch von ‹Entwicklungsfenstern›. Die legen fest, wann welche Fähigkeiten erworben werden. Kleinkinder lernen zum Beispiel spielend zwei Sprachen gleichzeitig. Zehnjährige dagegen müssen bei ihrer ersten Fremdsprache in der Schule angestrengt Vokabeln büffeln. Bei ihnen ist das Sprachfenster längst wieder zugefallen.[3]

Wer selbst Kinder hat, wird vielleicht bestätigen können, was Neurologen, Linguisten und Psychologen an Durchschnittswerten ermittelt haben: Als Erstes, kurz nach der Geburt, erkennt das Baby die Stimme der Mutter. Es ist ja ein *Wiedererkennen*. In den folgenden Wochen und Monaten entwickelt der Säugling zunehmend Laute, kleine Sprachmelodien. Sie ähneln dem Tonfall der im Umfeld gesprochenen Sprache. Zum Beispiel liegt der Akzent im Deutschen stärker auf der ersten, im Französischen stärker auf der zweiten Silbe. Ab dem siebten Monat sagt das Kind ‹Mama› oder ‹Papa›, im neunten Monat versteht es etwa sechzig Begriffe, im achtzehnten Monat spricht es fünfzig Wörter. Danach wächst der Wortschatz rapide. Dieser Prozess wird gefördert, wenn die Eltern dem Kind zuhören und immer wieder positives Feed-back geben.

Im Alter von zweieinhalb Jahren ist das Erlernen der Sprache mit den grammatischen Grundregeln im Prinzip abgeschlossen. Damit hängt auch die Fähigkeit zusammen, vorauszuplanen oder sich in ‹als-ob›-Situationen hineinzuversetzen. Wenn eine Dreijährige Mutter spielt und ihrer Puppe etwas zu trinken geben will, holt sie vorher eine Tasse.[4]

Ab dem dritten Lebensjahr entwickelt sich eine weitere, ganz besondere Fähigkeit. Das Kind sagt ‹Ich›. Und es meint auch sich! Es trennt zwischen sich und allen und allem anderen. Diese so genannte ‹Trotzphase› ist besonders interessant, weil sich eben hier jenes mysteriöse Ego entwickelt, das manche von euch als spirituell Suchende gerne wieder loswerden wollen. Sollte jemand ein Kind in diesem Alter haben, empfehle ich, öfter mal Tonband- oder Videoaufnahmen zu machen und diese Ich-Entwicklung genau zu studieren. Doch versucht auf keinen Fall, da irgendwie einzugreifen.

So, damit habe ich sehr knapp den Stand der heutigen Wissenschaft wiedergegeben. Der ‹esoterische› Standpunkt ist dabei noch nicht berücksichtigt. Etliche spirituelle Traditionen wie der Buddhismus gehen ja davon aus, dass gleichsam ‹hinter› dem kleinen, hilflosen Körper des Kindes ein vollkommen klares und waches Bewusstsein existiert. Es erkennt die Tatsache der ‹Wiedergeburt›, fühlt und weiß, was die Menschen ringsherum denken und wollen, doch der Körper und der Verstand sind eben noch zu unbeholfen, um das innere Wissen effektiv mitzuteilen. Sollte dies so sein, dann können wir zu einem Säugling sprechen wie zu einem Erwachsenen. ‹Ei du dei du›, ‹Na, du Butzi Wutzi!›, oder was man sonst so an ‹Babysprüchen› kennt, wären geradezu eine Beleidigung für die Intelligenz des neuen Erdlings. Das würden wohl auch die Wissenschaftler bestätigen. Wie kann ein solches Pseudo-Gebrabbel die Intelligenz fördern? Ich empfehle, von Anfang an mit dem Kind in einfachen und klaren Worten zu sprechen, ruhig und direkt, mit Respekt vor der Würde, dem unermesslichen Wert und der Intelligenz, die jedes Wesen von Natur aus mitbringt.

Wenn ihr nun eure Fragen stellt, würde ich mich freuen, wenn sie möglichst konkret und praktisch sind, auf tatsächliche aktuelle Probleme in der Erziehung bezogen. Danke.»

Fragen zur Erziehung

«Mein Baby schreit so viel ...»

Miriam war sechsundzwanzig Jahre, die kleine Lena gerade zwei Monate alt, ihr erstes Kind. «Sie wacht nachts auf und schreit manchmal stundenlang, auch tagsüber. Manchmal möchte ich selbst losschreien. Was soll ich nur tun?» Miriam war mit dem Baby bereits bei verschiedenen Ärzten gewesen. Die hatten nichts feststellen können.

«Einige Menschen sind von Geburt an empfindlicher als andere. Sie empfinden jeden Laut oder auch Farben und Gerüche besonders intensiv», erklärte Karin. «Das kann in unserer Welt der Reizüberflutung ziemlich unangenehm sein. Zugleich sind derart sensible Menschen aber auch meist sehr wach und kreativ. Immer vorausgesetzt, die Kleine ist aus medizinischer Sicht okay, was du regelmäßig checken lassen solltest, kann ich in diesem Fall nur ganz allgemein empfehlen: Achte darauf, dass Lena möglichst wenig starken Umweltreizen ausgesetzt ist – also zum Beispiel einem lauten Fernseher. Sprich zu ihr in einem ruhigen, sachlichen Ton. Sing ihr eine sanfte Melodie vor, summ etwas, am Besten immer wieder auch das OM. Was hältst du von der Idee, dass sich in oder hinter der kleinen, schreienden Lena ein Bewusstsein verbirgt, das weder jung noch alt ist, sondern ungeboren und unsterblich?»

Miriam erwiderte spontan: «Ja, das glaube ich. Ich kann es manchmal spüren oder sehen, wenn ich in Lenas Augen schaue. Da kommt etwas rüber, das erscheint mir unergründlich.» «Gut, wenn du das spürst, dann sprich zu diesem Unergründlichen in Lena. Fragen kann Lena nicht beantworten, und mit deinen Sorgen und Wünschen solltest du sie auch nicht belasten. Aber du könntest zum Beispiel zu ihr sagen: ‹Ja, ich weiß, diese Welt ist nicht immer leicht zu ertragen. Doch jeder Schmerz, jedes unangenehme Gefühl geht auch bald wieder vorüber. Ich verstehe dich und bin bei dir. Es ist alles gut. Ooo-mmm.› Probier es aus und berichte mir, wenn du magst. Ihr könnt mir nach diesem Seminar jederzeit mailen oder mich auch anrufen.»

«Mein Kind ist extrem trotzig ...»

Ilona erzählte: «Henry ist drei Jahre alt und schreit wie am Spieß, wenn er nicht bekommt, was er will. Einmal, im Supermarkt, als ich ihm nicht die gewünschte Schokolade kaufen wollte, wälzte er sich am Boden wie ein Tollwütiger. Alle guckten mich vorwurfsvoll an. Mir fiel nichts Besseres ein, als Henry zu packen und mit ihm rauszulaufen.»

«Bist du allein erziehend?», fragte Karin. Ilona nickte. «Sein Vater hat ihn nur am Wochenende, aber nicht regelmäßig. Danach verhält sich Henry mir gegenüber noch trotziger. So scheint es jedenfalls.» Karin überlegte eine Weile. «Der Rat eines Kinderpsychologen wäre in diesem Fall vielleicht hilfreich. Ich bin keine Psychologin. Doch ich hatte mit meinen zwei Kindern ähnliche Probleme, wenn auch nicht so extrem, wie du das schilderst. Das ist diese berüchtigte Trotzphase, wo das Kind seinen Willen durchsetzen möchte. Gerade in dieser Phase muss es – und will es auch – Grenzen gesetzt bekommen. Ein klares Nein. Bis hierhin und nicht weiter! Dabei solltest du sachlich, in mittlerer Tonlage sprechen, so wenig emotional wie möglich. Und du musst deutlich und klar erklären, warum dies oder jenes nicht geht.

Das erfordert Einfühlungsvermögen. Wir müssen dabei selbst zurückfinden in die natürliche Logik. ‹Das darfst du nicht tun, weil es verboten ist›, sagt nichts aus. Oder – völlig daneben: ‹Wenn du das tust, ist Mutti ganz traurig!› Das ist emotionale Erpressung. Wird leider sehr oft praktiziert. Die Folge: Jede Art von Erkenntnis und Handlung ist in Zukunft gebunden an Muttis Befinden und verbreitert sich später zu einem Gesetz: Ich darf nur noch das wahrnehmen, verstehen und tun, was niemandem wehtun könnte.

Eine gute Erklärung ist immer ganz konkret. Beispiel Schokolade: ‹Weißt du noch, wie dir beim letzten Mal schlecht wurde, als du den ganzen Schokoladenmann aufgegessen hast? Möchtest du das nochmal erleben?› Und falls das Kind immer noch begierig nickt, dann … ja, warum nicht zulassen, dass es weiterhin seine eigenen Erfahrungen macht? In dieser Situation ist es ja relativ harmlos.

Die Entscheidung muss von den Eltern und Erziehern von Fall zu Fall getroffen werden. Da kann ich hier kein allgemeines Patentrezept geben.

Doch ich muss dazu sagen, diese Sache reicht tief in unsere menschliche Existenz, auch über die reine Trotzphase hinaus. Manchmal scheint das schreiende, wütende Kind wie von einem Dämon besessen. Gerade noch hat es fröhlich gelacht, im nächsten Moment ist es nicht wiederzuerkennen. Es tobt und schreit mit einer fast übermenschlichen Kraft. Vielleicht haben einige von euch den Film *Der Exorzist* gesehen. Dieser Film hätte nie derart einschlagen können, wenn das darin beschriebene Phänomen völlig unbekannt wäre. *‹That hits home›,* sagen die Amerikaner. Das heißt: Es trifft den Nagel auf den Kopf, berührt einen wunden Punkt. Im Film geht es um ein zwölfjähriges Mädchen, das vom Teufel besessen ist. Doch auch Kinder im Alter zwischen zwei und fünf Jahren können sich geradezu teuflisch gebärden. Im Moment der ‹Besessenheit› des Kindes gilt vor allem: keine Panik, nicht schreien, keinerlei Gegengewalt. Das Kind selbst ist hilflos, überwältigt. Seine Wahrnehmung muss auf die Gegenwart gelenkt werden.[5] ‹Da, sieh doch mal, dieser komische Schokoladenhase mit dem roten Halsband!› Oder: ‹Hörst du, was die Leute da gerade sagen, da an der Kasse?› Oder auch: ‹Kannst du hören, was dein Bauch sagt? Ich glaube, der will mit dir sprechen. Spür doch mal dahin.› Das sind nur ein paar Vorschläge. Sie müssen natürlich je nach Situation und Alter und Auffassungsvermögen des Kindes variiert werden. Es handelt sich wirklich um ein sehr heikles Thema, das uns alle betrifft. Es geht um die Wurzel des Egos. Gerade hier kann uns das Mantram OM besonders helfen.

Also, mein konkreter Rat für dich, Ilona: Wenn Henry wieder so ausrastet, denk an das Mantram OM, lass es durch dich strömen, lass dich da hineinsinken und zentrieren, summ es vielleicht auch. Und lass deine Stimme und Worte aus diesem inneren Raum kommen. Sie werden dann ganz von selbst an die Seele von Henry gerichtet sein. Das ist übrigens echte Autorität. Dann wird sich das Richtige ereignen. Vertrau dem Leben!»

«Mein Kind leidet unter Aufmerksamkeitsstörungen.»

Helen war Mitte dreißig, verheiratet, hatte Pädagogik studiert, war aber nur einige Jahre als Lehrerin tätig gewesen.

«Wurde das von einem Arzt diagnostiziert?», fragte Karin nach. «Na ja, eigentlich haben mich bisher nur die Klassenlehrerin und die Schulpsychologin darauf angesprochen. Matthias ist jetzt elf Jahre alt und geht auf eine Gesamtschule. Angeblich stört er den Unterricht erheblich, indem er laut dazwischen redet, ständig herumzappelt und Zettel mit seltsamen Zeichnungen verteilt – die Lehrerin findet sie obszön. Und zu Hause verhält er sich ja auch nicht gerade normal. Er kann beim Essen nicht stillsitzen, klappert mit dem Löffel irgendwelche Rhythmen, rennt plötzlich raus, um jemand anzurufen. Mein Mann und ich haben es mit Güte und Strenge versucht, anscheinend alles umsonst.»

«Bekommt er irgendwelche Medikamente?» «Bisher noch nicht. Doch die Schulpsychologin meinte, wir sollten einen Arzt aufsuchen. Der würde Ritalin verschreiben, und dann hätte das Drama ein Ende.» «Tja, da bin ich nicht so sicher», meinte Karin. «Um die hyperaktiven oder aufmerksamkeitsgestörten Kinder ist seit einigen Jahren eine heftige Diskussion im Gange. Viele Ärzte plädieren für eine Behandlung mit Medikamenten wie Ritalin, das jedoch unter das Betäubungsmittelgesetz fällt und in seiner Langzeitwirkung vielleicht auch nicht ausreichend erforscht ist. In jedem Fall sollen damit ‹Störenfriede› ruhig gestellt werden. Auf der anderen Seite stehen engagierte Eltern und Vereine, die sich gegen die Verabreichung dieses Medikaments wehren. Sie sehen in den ‹Störenfrieden› und Zappelphilipps geniale Kinder, die ihren eigenen Weg gegen den Strom gehen und unserer Stress- und Leistungsgesellschaft den Spiegel vorhalten.[6]

Ich möchte mich da nicht festlegen. Nicht jeder Zappelphilipp ist vermutlich genial. Manchmal können erprobte Medikamente helfen, manchmal sind sie auch schädlich. Es ist nicht meine Aufgabe, ein Urteil zu fällen. Wir können uns nur fragen, ob der bewusste und gezielte Einsatz der Stimme bei diesem Problem etwas Positives bewirken kann. Und da frage ich jetzt erst mal dich, Helen. Du kennst deinen Sohn am besten. Hast du eine Idee, wie du ihn über die Stimme beruhigen, zentrieren kannst?» «Also, nach allem, was ich bisher auf diesem Seminar mitbekommen habe, geht das wohl am ehesten über das viel beschworene OM.» «Du meinst: ‹Sohnemann, komm her, wir singen nun zehn Minuten das OM, das wird dir gut tun›?» «Hm, na ja, so kann ich ihm das wohl nicht nahe bringen.» «Nein. Du musst seinen Entdeckergeist und Forscherdrang wecken. Manchmal sind auch Versprechungen und kleine Lügen erlaubt, wenn sie auf die richtige Spur führen. Du kannst ihm wie beiläufig mitteilen, dass da so ein neuer Sound entdeckt worden ist, und wenn man den drei Minuten singt, dann gehen die geheimsten Wünsche in Erfüllung. Oder man tritt durch ein Tor in ein unbekanntes Reich ein. Allerdings sei es wichtig, gleichzeitig ganz genau zuzuhören und auf den Atem zu achten. Es sei sehr schwierig, sich dabei voll zu konzentrieren. Die meisten würden schon nach zwanzig Sekunden schlapp machen. Doch es sei jederzeit und für jeden möglich, ganz aufmerksam beim OM zu bleiben, und dann werde man das Wunder am eigenen Leib erleben.

Vielleicht kannst du noch einen Popstar erwähnen, den dein Sohn verehrt. Der habe das Experiment auch ausprobiert. Nun zeigst du noch kurz, wie das OM gesungen wird, und gehst zu einem anderen Thema über. Solche Versprechungen haben die Menschen seit Jahrtausenden zur Meditation geführt. ‹Zehn Sekunden ohne Gedanken, und du erkennst deine Unsterblichkeit, alle Wünsche erfüllen sich.› Betrug ist das nicht. Denn tatsächlich erfüllt sich in der Stille der Meditation die Sehnsucht des Menschen, zur göttlichen Quelle zurückzufinden. Und ein Kind mit Aufmerksamkeitsstörungen, das Gefallen an der Meditation findet, braucht kein Ritalin mehr. Da würde jeder gute Arzt zustimmen.»

«Meine Tochter kapselt sich ab.»

Es war der allen bereits gut bekannte Werbefachmann Manfred mit den hüpfenden, buschigen Augenbrauen, der sich hier offenbarte. «Sie ist fünfzehn Jahre alt und seit einigen Monaten kaum noch ansprechbar. Wir haben in den letzten Wochen höchstens einige Sätze miteinander gesprochen. Wie und womit kann ich sie erreichen? Ich weiß es wirklich nicht!» Manfreds Augenbrauen zuckten noch einmal hoch. «Und komm mir jetzt bitte nicht mit deinem OM!»

«Warum nicht?», fragte Karin. «Bist du verheiratet, Manfred?» «Ja.» «Erzieht ihr eure Tochter gemeinsam?» «Ja.» «Warum sollte es bei euch nicht so funktionieren können, wie ich es gerade eben Helen für ihren Sohn Matthias vorgeschlagen habe?» «Weil meine Tochter Merle bei jedem Wort, das ich oder meine Frau sagen, angewidert das Gesicht verzieht und so schnell wie möglich auf ihr Zimmer verschwindet.» «Hm.» Karin schloss die Augen. «Ich möchte euch etwas vorschlagen, das mit dem Spiegel zu tun hat. Es könnte sein, dass ihr als Ehepartner miteinander nicht offen genug kommuniziert. Und dass eure Tochter euch das mit ihrem Verhalten widerspiegelt. Das heißt, ihr müsst, nach gemeinsamer Absprache, gegenseitige Offenheit praktizieren und das eurer Tochter auch – nicht allzu auffällig – zeigen. Probleme nicht unter den Tisch kehren, euch auch mal anschreien. Eben nicht als Schauspiel, sondern so echt, wie es in der Situation richtig ist. Das würde ich als Erstes empfehlen.

Solltet ihr aber sicher sein, dass ihr bereits offen miteinander umgeht, dann schlage ich vor – als zweiten Versuch und für höchstens eine Woche: Zeigt eurer Tochter ebenfalls die kalte Schulter. Total. Irgendwann wird ihr die Luft ausgehen. Bei ihren ersten Annäherungsversuchen bleibt ihr ganz cool: ‹Lass mich in Ruhe. Du willst doch im Grunde gar nichts verändern.› Das wird die Krise verschärfen. Doch ihr müsst Merle provozieren, so wie sie euch provoziert. Das ist eine riskante Methode des Spiegelns. Ihr müsst dabei sehr bewusst sein, stets im Mitgefühl mit euch selbst und eurer Tochter. Was dabei herauskommt, weiß ich nicht, kann niemand wissen. Vielleicht bricht sie in Tränen aus, oder sie schmeißt die teure Blumenvase an die Wand, oder sie packt ihre Sachen. Das ist alles besser, als diese sture Verweigerung jeglicher Kommunikation. Doch ich bin sicher, spätestens nach einer Woche bricht die Mauer auf, und die Frage ‹Was ist eigentlich los?› hat eine Chance. Der Rest ist Liebe, also Offenheit und Verständnis. Hier mit antrainierter Tonlage und Rhetorik zu kommen, wäre mir selbst geradezu peinlich. Ich kann euch nur die Daumen drücken. Bitte, Manfred, berichte mir in vier bis acht Wochen, wenn du magst.»

«Meine Schüler hören mir nicht zu!»

Edgar, sechsundvierzig Jahre, Lehrer für Deutsch, Geschichte und Religion an einer Gesamtschule im Ruhrgebiet, erweckte auch bei den Seminarteilnehmern zunächst eher Mitleid als Respekt. Klein und gekrümmt wie eine Krüppelkiefer im Norden Norwegens stand er vor ihnen. «Ich weiß schon, ich wirke weder stark noch aufrecht, meine Stimme ist meist leise und zurückhaltend. So bin ich nun einmal. Und so unterrichte ich seit zwanzig Jahren. Irgendwie komme ich über die Runden. Aber vielleicht gibt es doch eine Möglichkeit der Veränderung.»

«Was passiert, wenn du in die Klasse kommst?», fragte Karin. «Na ja, meistens dauert es einige Zeit, bis das überhaupt jemand bemerkt. Alle schreien durcheinander und sind mit sich beschäftigt, oft prügeln sie sich auch.» «Hast du da schon mal laut ‹Stopp!› oder so etwas gerufen?» «Ja, klar!» «Und?» «Kurz Stille, dann Gelächter, und dann ging's weiter.» «Das nennt man Autoritätsproblem, was meinst du?» «Würde ich auch so sehen.» «Magst du deine Schüler?» «Ja!» «Mögen sie dich auch – also ich meine, ist da kein Hass, keine echte Gemeinheit oder so?» «Ja, ich glaube schon, dass sie mich mögen.» «Gut.» Karin sah Edgar freundlich und ruhig an. «Erst mal: Bitte akzeptier dich selbst als Mensch und Lehrer, so wie du bist, mit allem – aber ich glaube, das hast du bereits begriffen. Ich möchte es nur noch einmal unterstreichen. Du bist ein guter Lehrer. Du weißt auch, dass du die Autorität nicht durch Gebrülle oder Strafen erzwingen kannst. Reg immer wieder die natürliche Veranlagung zur Neugier und zum Forscherdrang in den Schülern an. Das fehlt nachweislich an deutschen Schulen. Auch das weißt du natürlich längst, oder?» «Ja.»

«Der Lehrer kann als Autorität durchaus in den Hintergrund treten, er muss sich weder als Schwarzenegger noch als Witzbold produzieren. Er muss nur das Potenzial, die wahre Intelligenz seiner Schüler anregen und diese Intelligenz, wenn sie aktiv wird, möglichst so lenken, dass sie sich nicht destruktiv auswirkt. In der herkömmlichen Pädagogik werden dazu nach wie vor kaum grundsätzliche Übungen vermittelt, weil die spirituellen Traditionen in der Regel nicht als Quelle für effektive Instruktionen anerkannt sind. Doch ich glaube, es ist an der Zeit, daraus zu schöpfen. Die Lehre von der Erziehung ist nicht hundert oder zweihundert, sondern tausende Jahre alt. Und wie im Gesundheitswesen – Stichwort Ayurveda oder chinesische Medizin –, so können wir auch in der Pädagogik von überlieferten östlichen Weisheiten lernen.

Natürlich möchte ich letztlich wieder auf das OM und die Meditation hinaus. Es wäre wunderbar, wenn Schüler gemeinsam das OM singen und dabei wenigstens einige Minuten innerlich still und konzentriert sein könnten. Der Wert dieser Stille ist den meisten Menschen, die in unserer Gesellschaft Entscheidungen zu treffen haben, leider noch nicht bekannt, ganz zu schweigen von den Schülern einer Gesamtschulklasse. Doch du, als individueller Lehrer, kannst diesen ganz neuen Lernprozess einleiten.

Du müsstest deine Schüler bei ihrem natürlichen Forscherdrang packen. Als Erstes wäre eine Art ‹dynamische› Meditation angesagt. Da müssten sie fünf Minuten erst mal wie wild alles herausschreien und herausgestikulieren oder auch heraustanzen, was in ihnen hochkommt. Auf der rein sprachlichen Ebene bedeutet das: irgendwelchen Unsinn reden, Fantasieworte, nur keine sinnvollen Sätze. Das entleert den Verstand. Danach könnte eine fünfminütige Phase mit OM oder Stille kommen. Verstehst du, was ich meine?» «Ja, sehr gut.» «Könntest du das pädagogisch einbauen und vor deinem Direktor, dem Kollegium und den Eltern begründen?» Edgar schaute auf seine Hände und sagte dann: «Ja, ich glaube, das ist möglich. Ich verstehe, worum es geht.» «Wunderbar. Bitte berichte mir. Darauf bin ich sehr gespannt!»

Karin klatschte in die Hände, sprang auf und rief: «Lasst uns diese Übung einmal gemeinsam ausprobieren, jetzt gleich. Schließt die Augen und redet wie wild drauflos, sinnloses Zeug wie ‹Hahohiplappbrrrolobumbana …› Der Fluss der Laute kommt von selbst, das Gebrabbel geschieht einfach, denkt nicht nach. Gestikuliert, schreit nicht, bleibt beim Sprechen dieser spontanen Fantasiesprache …» Plötzlich kam Bewegung in die Gruppe, einige sprangen auf, lachten, schüttelten Fäuste gegen imaginäre Gegner oder hoben beschwichtigend die Hände wie vor einer großen Gemeinde. Wer jetzt ahnungslos in den Raum gekommen wäre, hätte sich wohl sofort kopfschüttelnd zurückgezogen und gedacht: «Ein Haufen Irrer.» Doch als Karin nach zehn Minuten «Stopp!» rief und es wieder still wurde, fühlten sich alle wunderbar frei und erleichtert.

Die Stimme in der Selbstheilung und Selbsterforschung

Singen ist gesund

Nach der Mittagspause warteten alle auf Karin. Schließlich kam sie mit einer Krücke hereingehumpelt. Sie schien geschwächt und zittrig. Doch nach all ihren bisherigen verrückten Auftritten war jedem Seminarteilnehmer klar: Karins Hilflosigkeit konnte nur gespielt sein. Worauf wollte sie diesmal hinaus? Sie trat nach vorn, der Raum verdunkelte sich, und im Lichtkegel eines Scheinwerfers begann sie, auf die Krücke gestützt, zu singen. Ja, war es denn zu glauben: Karin sang! Assistent Hendrik begleitete sie dabei auf einem Keyboard.

Ich fühl mich krank, schwach und verletzlich
Doch Gott sei dank, die Hilfe naht.
Da gibt es Geister, stark und zuverlässlich.
Die singen durch mich durch und geben Rat
Sie singen Hallelujah oder OM und – welch ein Wunder
Mit jedem Ton fühl ich mich schon gesunder.

Die meisten Seminarteilnehmer lachten und klatschten Beifall. Einige schauten jedoch ratlos, ja sogar wütend. Karin verbeugte sich dankend wie nach einer Varietee-Show und sagte dann lächelnd, doch mit ernstem Ton: «Wir können uns mit Hilfe unserer Stimme selbst heilen. Aber dabei sollten wir möglichst unverbissen vorgehen, eher neutral, wie Wissenschaftler bei einem Experiment. Es mag durchaus sein, dass der Glaube bei der

Selbstheilung hilft. Doch Glaube wird sehr unterschiedlich verstanden. Kommt er aus der letzten Hoffnung, den rettenden Strohhalm zu erwischen? Dann bedeutet er im Grunde Verzweiflung. Wird er von einer freudigen Zuversicht getragen, egal was geschieht? Dann bedeutet Glaube ein tiefes Einverstandensein mit dem, was ist. Aus dieser inneren Haltung heraus ist alles möglich.

Es gibt in unserer Zeit ein riesiges Angebot an alternativen Therapien, darunter eben auch ‹Selbstheilung durch die Stimme›. Was würdet ihr als Erstes tun, wenn ihr euch hundeelend fühlt, sagen wir bei sehr starken Kopfschmerzen, Übelkeit und Erbrechen? Würdet ihr einen Klangtherapeuten oder einen Arzt aufsuchen? Keine Frage, oder? Erst wenn ihr wochen-, monate- oder gar jahrelang mit dem Problem von Arzt zu Arzt, von Klinik zu Klinik gewandert seid und nichts geholfen hat, zieht ihr auch alternative Methoden in Betracht. Und tatsächlich könnte es sein, dass eine bestimmte Klangtherapie, das Singen eines Mantras oder eben der siebte ›Tibeter‹ eine spezielle seelische Blockade auflöst und ihr euch danach wie neugeboren fühlt. Wie gesagt: Es könnte sein!

Worauf will ich hinaus? Für gesundheitliche Probleme ist zunächst der Mediziner zuständig. Wir leben nun einmal nicht in den Urwäldern des Amazonas, wo der Schamane Krankheiten mit Hilfe von Trancegesängen kuriert. Und dennoch: Es gibt etliche Fälle, ja ganze Bereiche von Gesundheitsproblemen, wo Klang und Stimme als Therapie wirklich helfen können oder gar Wunder zu vollbringen scheinen. Dazu gehört zunächst natürlich alles, was mit Problemen der Stimme, der Artikulation, des Stotterns und so weiter zu tun hat. Außerdem betrifft es vor allem die Bereiche der psychosomatischen Medizin, der Schmerzbehandlung, der Stressreduktion, der Rehabilitation, der Arbeit mit geistig oder körperlich Behinderten. Und nicht zu vergessen: die Gesundheitsvorsorge.

In vielen Kliniken oder auch Zahnarztpraxen wird heute entspannende Musik eingesetzt. Jeder Klang und jeder Rhythmus beeinflusst aufgrund der Resonanz die Schwingungen und Rhythmen unseres Körpers. Zum Beispiel kann der Puls durch ruhige Musik verlangsamt und durch antreibende Rhythmen beschleunigt werden. Das geschieht unabhängig davon, ob man die Musik mag oder nicht. Doch unsere Gefühle spielen natürlich auch eine ganz wichtige Rolle. Körperliche Schmerzen werden nachweislich als weniger stark empfunden, wenn ein vertrautes und geliebtes Musikstück erklingt. Seelische Schmerzen, Trauer und Depression können mit Musik behandelt werden. Und mit der eigenen Stimme. Singen ist Medizin.

Wir haben ja schon gleich zu Beginn dieses Seminars ausprobiert, mit der Stimme zu improvisieren. Als Kind habt ihr sicher gerne gesungen, so einfach vor euch hin. Und dann wurdet ihr womöglich von Eltern oder Freunden kritisiert. Mein Vater gab mir durch ein geflügeltes Wort zu verstehen, ich solle mit meinem in seinen Ohren falsch oder unmusikalisch klingenden Gesinge aufhören: ‹Singe, wem Gesang gegeben!›, seufzte er vorwurfsvoll. So etwas kann tief verletzen und ganze Bereiche im Geist-Seele-Körper-Zusammenspiel verkrampfen oder gar lahm legen. Jedem ist der Gesang von Natur aus gegeben. Wer darf sich anmaßen, darüber zu urteilen?

Es gehört doch zu den schönen Seiten unseres Lebens, kreativ zu sein! Unsere Stimme im Strom von Harmonien fließen zu lassen, das dürfen wir aus tiefstem Herzen genießen und wollen wir nun auch tun. Hendrik wird uns auf dem Keyboard eine Grundharmonie spielen. Habt keine Angst, falsch zu singen. Lasst sanft einen ersten Ton entstehen und sich zu einer kleinen

Melodie entwickeln. Beginnt dabei mit dem Vokal A. Andere Vokale, wie O und U, kommen dazu, verbinden sich mit stimmhaften Konsonanten wie M oder N. ‹Amona›, ‹Amuna›, was euch einfällt. Da gibt es unzählige Möglichkeiten, und wir können uns hier auch wieder gegenseitig inspirieren. Wir wollen keine Arien oder Popsongs schmettern, sondern unserer Stimme lauschen und mit ihr vielleicht sogar verschmelzen. Was auch immer ihr erfahrt, ist wertvoll. Auch wenn ihr Widerstände oder Unsicherheit spürt. Singt einfach weiter und beobachtet, was geschieht.»

Hendrik baute über einen tiefen Grundton allmählich einen Klang auf, der den kleinen Seminarraum zu einer Kathedrale erweiterte. Mit geschlossenen Augen fühlte sich jeder bald als Mitglied eines Chores, der ohne Noten einfach nur drauflos sang. Jeder Ton, auch wenn es nur ein Brummen war, passte, war genau richtig und nötig in diesem geheimnisvollen Stimmgewebe, das sich in jedem Moment veränderte und zugleich von einer Kraft getragen schien, die alles magisch verband und Einheit stiftete. Da brillierten immer wieder herrliche Stimmen, traten solistisch hervor, doch niemand dachte dabei an Namen oder Personen. Jeder genoss diese außergewöhnliche Harmonie. Nachdem die Keyboardakkorde allmählich verebbt waren, herrschte lang Zeit eine bewegte Stille im Raum.

«Na, wie fühlt ihr euch?», fragte Karin. «Wow! Wunderbar» «Wirklich erstaunlich!» Karin wartete. «Also, ehrlich gesagt, ich hab mich mittendrin plötzlich ganz traurig und verloren gefühlt», sagte Silke. «Ach ja? Wieso?», fragte Karin freundlich nach. «Na ja, schwer zu erklären. Der Gesang insgesamt war wunderschön, und doch spürte ich so eine Art Einsamkeit und Leere. Als gäbe es mich überhaupt nicht!» «Aber du hast doch deine Stimme gehört, du warst dabei, oder nicht?» «Tja, es ist merkwürdig, aber manchmal hatte ich das Gefühl, längst tot zu sein. Als würde da so ein Geist singen.» «Zu deinem Begräbnis?» Silke musste lachen. «Ja, so ungefähr. Ich weiß, das klingt verrückt!» «Ich kann dich beruhigen. Es gibt noch viel verrücktere Sachen, die wir uns nicht einmal vorstellen können.»

«Und kannst du mir sagen, warum ich mich so traurig und allein fühlte?», fragte Silke. «Im Grunde weißt du es», antwortete Karin sanft. «Tatsache ist, du bist allein. Das bedeutet in Wahrheit eine herrliche Freiheit. Doch wir haben so viel Angst davor. Dieses Alleinsein ist nicht zu vergleichen damit, dass wir uns auf einer Party verloren fühlen, weil wir niemanden kennen. Oder damit, dass wir uns als einsamer Sieger fühlen, der allein einen Berggipfel bezwungen hat. Das Alleinsein ist viel grundsätzlicher: Ich höre und erfahre diese Welt, die Wörter, Stimmen, Gedanken und Gefühle nur für mich. Andere können sie erklären, kommentieren oder sich mitteilen, es bleiben immer nur Stimmen.

Dahinter steckt nicht die Angst, nur ein winziger, unbedeutender Teil dieser Welt zu sein, sondern eine ganz andere Ahnung: Wäre es möglich, dass diese ganze Welt in mir ist, wie in einem Traum, aus dem es kein Erwachen gibt? Und dabei habe ich keine Ahnung, wer oder was ich bin! Verstehst du, was ich sage?» Silke nickte und sagte leicht benommen: «Das ist wie eine Stimme im Chor, die singt: ‹Auch ich weiß, ich bin allein!›» Stille. Kaum jemand verstand, was da gesprochen wurde, doch es schien bedeutsam.

«Worüber ich mit Silke sprach, das betrifft den spirituellen Aspekt der Selbsterforschung, eine sehr feine und zugleich tiefe Ebene des siebten ›Tibeters‹. Es kann durchaus vorkommen, ganz unvermittelt, dass ihr singt, wie wir eben, um euch gut zu fühlen, und dann kommt stattdessen ein Gefühl von Einsamkeit,

Traurigkeit oder Leere. Lasst es da sein, macht daraus kein Problem. Bei dieser Art des spontanen Singens mischen sich die Bereiche Gesundheit, Kreativität und Selbsterforschung. Da können auf einer Ebene die Abwehrkräfte des Immunsystems, auf einer anderen Ebene Ideen für eine Arbeit und schließlich auch Fragen wie ‹Wer bin ich wirklich?› aktiviert werden.»

Chakrasingen

Karin hielt einige Minuten inne. Dann fragte sie unvermittelt: «Wer hat noch nie etwas von Chakren gehört?» Eine Hand voll Leute meldete sich. «Gut, dann werde ich kurz erklären, was damit gemeint ist.» Sie ging von Colonel Bradfords Erläuterungen aus, dass die »Tibeter«-Übungen vor allem die sieben Energiewirbel und die mit ihnen verbundenen Hormondrüsen anregen und in eine Balance bringen sollten.[7]

«Was die verschiedenen Energiezentren repräsentieren und wie sie gleichsam in Schwung gebracht werden können – dazu haben sich im Laufe der jahrtausendealten Yogatraditionen enorm viele und auch recht unterschiedliche Einschätzungen, Erfahrungen und Methoden angesammelt. Wir wollen uns hier auf den Aspekt beschränken, der mit der Stimme zu tun hat. Doch selbst das ist ein weites Feld. Gehen wir zunächst einmal von unten nach oben alle Chakren durch. Dabei wollen wir jeweils einen Ton der C-Dur-Tonleiter singen.»

«Das **WURZELCHAKRA** sitzt hier unten am Anus. Fasst da ruhig mal mit der Hand hin. Dieses Zentrum wird vor allem mit dem Überlebenstrieb verbunden. Es reguliert die von den Nebennieren ausgeschütteten Stresshormone Adrenalin und Noradrenalin. Sie sorgen dafür, dass dem Herzen und dem Gehirn mehr Blut zugeführt wird.

Fast alles, was wir tun oder sagen, hat damit zu tun, dass wir uns absichern wollen. Selbst bei einem höflich und ganz cool geführten Geschäftsgespräch haben wir als Hintergedanken im Kopf, wie wir daraus Profit schlagen können, um die nächsten Tage, Monate oder Jahre finanziell abgesichert zu sein. Deutlich spürbar werden die Kraft und Bedeutung des Wurzelchakras aber erst in Extremsituationen, wenn wir vor Angst schreien, wimmern, schluchzen, um Hilfe rufen. Oder auch, wenn die Stimme versagt.

All das wollen wir jetzt nicht testen, sondern stattdessen nur einen langen Ton auf dem Vokal U singen, dabei die Augen schließen und unsere Aufmerksamkeit auf dieses Zentrum richten. Vielleicht spüren wir dort etwas, eine angenehme Wärme, eine Art Prickeln oder auch ein unangenehmes Ziehen. Vielleicht tauchen Bilder auf. Beobachtet es, lasst es geschehen. Es ist weder gut noch schlecht. Hendrik, bitte ein C.» Alle sangen den Ton mehrmals, bis Karin nach drei Minuten «Okay!» sagte.

«Das **Sakral-** oder **Sexualchakra** liegt etwa eine Handbreit unter dem Bauchnabel. Ja, hier, in der Höhe des Sakralknochens *(os sacrum)*! Es beeinflusst die Sexualhormone Testosteron und Östrogen. Der Hirsch röhrt in der Brunftzeit aus dem zweiten Chakra, und das menschliche Lustgestöhne beim Sex dürfte aus derselben Quelle kommen. Auch Gefühle wie Scham, Schuld oder Angst vor Intimität können mit diesem Zentrum in Verbindung gebracht werden.

Laut Kelder beeinflussen sich das zweite und das fünfte Chakra gegenseitig über die Stimme. Bei Männern sei eine tiefe und obertonreiche Stimme Ausdruck eines gut funktionierenden Sexualchakras. Und umgekehrt rege der tiefe Klang der Stimme dieses Energiezentrum an. Dazu empfiehlt er eine ganz einfache und harmlose Übung. Man singt ‹Mimm-mimm-mimm› … und wird dabei immer tiefer.» Karin stimmte einen Ton in hoher Lage an und sank auf der Silbe «Mimm» in immer tiefere Tonlagen. «Das soll helfen, grundsätzlich mit tieferer Stimme zu sprechen. So können Männer länger gesund und potent bleiben. Das kann jeder für sich zu Hause üben. Wir wollen nun gemeinsam den nächsten Ton der Tonleiter auf dem O singen, uns dabei auf das Sexualchakra konzentrieren und wieder beobachten, was geschieht.» Nach drei Minuten Singen fuhr Karin mit ihren Erläuterungen fort.

«Das **Nabelchakra** liegt im Solarplexus. Hier verwandelt die Bauchspeicheldrüse mit ihrem Hormon Insulin die aufgenommene Nahrung in Energie. Wir können auch sinnliche Eindrücke, Meinungen und Ideen als eine Art Nahrung verstehen, die vom dritten Chakra verarbeitet wird. Es wird als Zentrum der Emotionen und der Macht beschrieben. Das Thema ist ‹Ich im Verhältnis zu den anderen›. Das ist ja ein vielschichtiges Thema und äußert sich dementsprechend oft und in unterschiedlichen Situationen auch in unserer Stimme, angefangen von der Trotzphase des Kleinkindes bis hin zu heftigen Debatten im Bundestag. Wie setze ich mich durch? Oder auch: Wie gehe ich mit meiner Angst vor einem öffentlichen Auftritt um? Es hilft in jedem Fall, in solchen Situationen zu spüren, was da im Bauch geschieht. Als Entspannung kann tiefes, ruhiges Atmen oder ein herzhaftes oder besser ‹bauchhaftes› Lachen helfen. Wir singen nun den nächsten Ton auf dem Vokal Ö und fühlen dabei in die Magengrube hinein.»

«Das **Herzchakra** befindet sich etwa hier auf der Höhe des Herzens hinter dem Brustbein. Zugeordnet wird diesem Zentrum die Thymusdrüse, die die Abwehrkräfte des Immunsystems anregt. Es heißt in der Yogatradition, wer im Herzzentrum verankert sei, der habe die Illusion des kleinen, begrenzten Ichs hinter sich gelassen und lebe im Bewusstsein der Einheit. Doch ich denke, jeder Mensch ist zumindest zeitweise im Herzzentrum. Und jeder von uns kann den Unterschied spüren, ob man aus dem Herzen spricht oder von egoistischen Interessen getrieben wird. Dazu brauchen wir keine Chakratheorie. Was von Herzen kommt, berührt uns unmittelbar – auch und gerade dann, wenn es uns peinlich ist. Der Klang der Stimme muss dabei nicht unbedingt honigsüß sein. Auch eine leidenschaftliche, wütend klingende Rede kann aus dem Herzzentrum kommen. Der Vokal A, den wir nun auf dem nächsten Ton singen, passt allerdings besonders gut zur Offenheit und Weite des ‹spirituellen› Herzens.»

«Das **Halschakra** liegt am Kehlkopf und ist mit der Schilddrüse verbunden. Deren Hormone Thyroxin und Triodthyronin sorgen für körperliche und geistige Antriebskraft. Im Sanskrit heißt dieses Energiezentrum, das traditionell auch als Quelle der Stimme beschrieben wird, *Vishuddha*, das ‹Reinigende›. Was ist damit gemeint? Wohl kaum das Räuspern oder Husten, mit dem wir unsere belegte Stimme malträtieren.

Hier geht es um eine geistige Reinigung. Im Yoga – und auch bei Kelder – wird die Stimme mit dem Begriff *Prana* assoziiert. Prana ist so etwas wie der Hauch des Lebens, der Odem, das biblische ‹Am Anfang war das Wort, und das Wort war bei Gott …› Eine kaum auflösbare Verbindung von Energie, Schöpfung und Sinngebung. In jedem Fall weit mehr als das Ein- und Ausatmen von Sauerstoff. Was bedeutet das für uns konkret?

Zunächst einmal können wir beim Sprechen und Singen bewusst auf den Atem achten und uns der Tatsache gewahr sein, dass er keine persönliche Leistung von uns ist. Einatmen, ausatmen, das geschieht, ob wir wollen oder nicht. Und wie steht es mit unserer Stimme, die vom Atem getragen wird? Je aufmerksamer und wacher wir einfach nur beobachten, wie sie klingt, wie sie sich hebt und senkt, wie die Töne und Wörter entstehen und verklingen, desto mehr scheint auch hier alles von selbst zu geschehen. Und wenn es tatsachlich so wäre? Wer oder was spricht oder singt dann überhaupt? Womöglich das Leben selbst. Das kleine Ego mit seinen persönlichen Interessen hat jedenfalls auf dieser Bewusstseinsebene keinen Platz mehr.

Deshalb sagt die Yogatradition: Wer zum fünften Chakra ‹aufgestiegen› ist, der kann nur die Wahrheit äußern. Das Unwahre bleibt gleichsam im Halse stecken. Der Schlüssel liegt hier wieder im wachen Zuhören, Lauschen, präsent sein. Dabei werden wir uns zum Beispiel auch bewusst, ob wir nur eine übernommene Meinung weitergeben oder authentisch, auf der Grundlage eigener Erfahrung sprechen. Was weiß ich überhaupt? Und wie leichtfertig beurteile ich andere oder gebe gut gemeinte Ratschläge auf der Basis von Halbwissen! Sollte ich da nicht besser den Mund halten oder ein Lied singen? Wir singen jetzt jedenfalls ein langes ‹Ä›, achten besonders auf die Kehlkopfregion und beobachten dabei wieder alle Empfindungen, Gefühle, Gedanken und Vorstellungsbilder.»

«Das **Stirnchakra**, auch das ‹Dritte Auge› genannt, liegt zwischen den Augenbrauen in der Mitte des Kopfes. Zugeordnet sind diesem Zentrum die Hirnanhangdrüse und der Hypothalamus. Von hier aus werden letztlich alle Hormone gesteuert. Der Hypothalamus beeinflusst Körpertemperatur, Gefühle, Schlaf,

Abwehrmechanismen, Durst, Hunger und sexuelle Bedürfnisse. Die Yogis nennen dieses Chakra *Ajna*, ‹Kommandozentrale›.

Es wird behauptet, kraft dieses Zentrums ließen sich Gedanken verwirklichen. Das erinnert an Colonel Bradfords Ausführungen, wie wir dem Überbewusstsein Befehle erteilen können. Es steht jedem frei, mit magischen Kräften zu experimentieren. Ich selbst halte nichts davon. Gibt uns das Leben nicht in jedem Moment mehr als genug? Wir sollten lieber lernen, das, was jetzt ist, mit Freude und Staunen wahrzunehmen. Was unsere beiden natürlichen Augen alles sehen können, ist doch unfassbar! Wären da nicht ständig unsere Beurteilungen im Kopf. Das Dritte Auge kann uns helfen, wieder mit den staunenden Augen eines Kindes in die Welt und nach innen zu blicken. Wir singen jetzt den Ton A der Tonleiter auf dem Vokal E, doch nur zwei Minuten lang.»

«Das **Kronenchakra** liegt über dem Scheitel und soll dort als ‹tausendblättriger Lotus› erblühen. Zugeordnet wird ihm die Zirbeldrüse, die das ‹Glückshormon› Melatonin ausschüttet. Colonel Bradford behauptete ja, das OM würde die Zirbeldrüse anregen. Die Yogatradition bezieht den heiligen Laut auf das Herz, das Hals- und das Kronenchakra. Es hat aber nicht die Funktion einer Glückspille. Vielmehr repräsentiert es die Stille, die alles willkommen heißt und umfängt, Unangenehmes ebenso wie Angenehmes. Auf der Bewusstseinsebene des Kronenchakras ist jegliche Dualität endgültig überwunden. Das muss man sich aber nicht als ein unendlich fernes Ziel vorstellen. Erleben wir nicht in jedem Moment alle möglichen Gegensätze und bleiben dabei im tiefsten Inneren stets gleich, unverändert? Dieses Sein ist unser Kern, unser Wesen. Der eigentlich passende Klang dazu ist die Stille. Doch wir singen nun den Vokal I, nur kurz. Der hohe Ton in Verbindung mit diesem Vokal strengt an. Aber zugleich kann er wie ein Pfeil zur völligen Entspannung zeigen, ja, sie tatsächlich anschließend auslösen. So wie der letzte Ton der Tonleiter wieder zum Grundton zurückwill und das helle I zum L**i**cht oder N**i**chts zu streben scheint.»

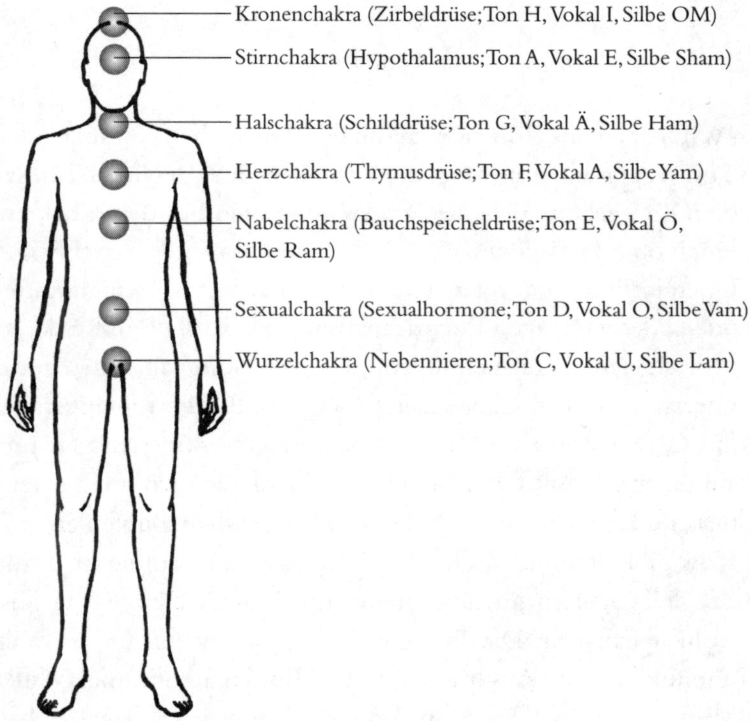

Nach dem Chakrasingen ließ Karin die Seminarteilnehmer einige Minuten mit geschlossenen Augen still stehen oder sitzen. «Bevor ihr eure Fragen stellt und Erfahrungen mitteilt, möchte ich noch ein paar Anmerkungen machen und euch eine Gesangstechnik vermitteln, die ebenso entspannend wie kreativ ist.» Karin bemerkte bei einigen Teilnehmern eine gewisse Unruhe, manche schauten auf die Uhr. «Keine Sorge, die Kaffeepause kommt, wenn auch etwas später als sonst. Wir können jetzt gleich mal üben, uns nicht von diesem Zeitdruck irre machen zu lassen.»

Obertonsingen

«Wir haben die Tonleiter gesungen. Die sieben aufsteigenden Töne repräsentieren dabei die einzelnen Energiewirbel. Mit jedem Ton erhöht sich die Schwingung, wie bei den Chakren. Doch ob nun die Töne C, D, E, F, G und so weiter tatsächlich in Übereinstimmung oder Resonanz mit der Schwingungsfrequenz der jeweiligen Energiezentren sind, darüber gibt es keine verlässlichen Untersuchungen. Jonathan Goldman, ein renommierter amerikanischer Klangforscher und Obertonsänger, hat die C-Dur-Tonleiter für das Chakrasingen vorgeschlagen und auf einer CD mit Chor umgesetzt. Daran habe ich mich orientiert, und ich möchte euch diese CD zum Üben empfehlen.

Es gibt allerdings viele Möglichkeiten, die Stimme in Bezug auf die Chakren auszuprobieren und einzusetzen. So viel ist wohl jedem klar: Die Energie fließt besser, wenn die Gefühle unmittelbar zum Ausdruck kommen dürfen, in Stimme, Gestik, Mimik. Wer das für sich in Verbindung mit den Chakren üben möchte, kann sich auf jedes Chakra innerlich ausrichten und dazu den gerade passenden Ausdruck mit der Stimme finden: schreien, schimpfen, stöhnen, weinen, seufzen, lachen, murmeln, grunzen, singen – was spontan kommt. Auch dazu gibt es CDs mit inspirierender Musik.

Schließlich möchte ich noch auf die (Sanskrit-)Silben, die *Bija-Mantras,* hinweisen, die den Chakren symbolisch zugeordnet sind. Von unten nach oben lauten sie: Lam, Vam, Ram, Yam, Ham, Sham und OM.

Manche Yogatraditionen und neu erschienenen Bücher beschwören den beschwerlichen und endlosen Aufstieg vom untersten zum höchsten Chakra. Lasst euch davon nicht abschrecken. Sollte es sich hierbei wirklich um eine unendliche Reise handeln, umso besser. Welches Reisebüro kann das schon anbieten. Genießt jeden Schritt auf dem Weg! Vergesst das Reiseziel. Die Musik kann uns dabei helfen.

Zunächst wollen wir noch einmal die Tonleiter auf den Vokalen U bis I singen. Diesmal ohne Pausen. Holt tief Luft. Hendrik spielt mit.»

Alle sangen die C-Dur-Tonleiter von C bis H auf den Vokalen U-O-Ö-A-Ä-E-I in fünfzehn Sekunden. «Dass sich der letzte Ton zum Grundton auflösen möchte, habt ihr wohl alle bemerkt. Da ist also eine Art Ziel. Doch empfindet ihr die Spannung so, dass ihr dabei auf die Uhr sehen müsst?» Viele schüttelten den Kopf. «Nein, diese Strebetendenz von Tönen hat nichts mit der Uhrzeit zu tun», bestätigte Karin. «Sie ist eher wie Sehnsucht und kann als besondere Qualität im Moment empfunden und genossen werden. Unsere klassische Musik ist voller Strebetendenzen, und wir genießen sie gerade deshalb, ohne auf die Uhr zu sehen.

Nun gibt es noch einen faszinierenden Aspekt, und der betrifft den Übergang zwischen den Vokalen. Er kommt stärker zum Vorschein, wenn wir die Vokale auf einem gleich bleibenden Grundton singen. Wir probieren das jetzt mal aus, beschränken uns aber auf die Vokale O-Ö-E. Die Kunst dabei ist, den Übergang vom O zum Ö und zum E so gleitend und allmählich wie möglich zu gestalten. Extreme Zeitlupe. Also los!»

Karin stimmte den Ton an, und alle ließen den Vokal O so

langsam wie möglich ins Ö gleiten. Und die meisten hörten es, erstaunt, begeistert: Da kamen die viel beschworenen Obertöne, über die Oktave, Quinte, Terz aufsteigend, wie aus dem Nichts ins Nichts. Und je langsamer der Übergang vom O zum Ö, desto deutlicher waren die ungreifbaren Obertöne zu hören.

«Nun, was meint ihr? Könnte das ein Zeichen, ein Symbol und zugleich eine praktische Anleitung dafür sein, dass wir im Jetzt unendlich viel entdecken können? Das Obertonsingen ist leicht zu erlernen, und ihr könnt es jederzeit anwenden, zum Beispiel, wenn euch der Zeitdruck auf die Nerven geht. Es genügt vielleicht schon, sich an das Prinzip zu erinnern: langsamer Übergang. Beobachten, wie sich etwas entwickelt. Überlegt doch mal, wohin wir hetzen, wenn wir alles auf einer Zeitlinie sehen:

Wir rennen zu unserem Grab. Wozu also diese Eile? Das Spiel mit den Obertönen führt uns ins zeitlose Jetzt. Das ist gesund und spirituell zugleich. Und nun fünfzehn unendliche Minuten für Fragen bis zur Kaffeepause.»

Mantrasingen

Karin wirkte beschwingt, ja fast beschwipst. War in der Kaffeepause etwas geschehen, wovon die Teilnehmer nichts wussten? Sie musste mehrmals kichern, bevor sie sich schließlich einen Ruck gab und die Seminarteilnehmer mit halbwegs ernstem Blick und Tonfall ansprach. «Im Ayurveda, der alten indischen Wissenschaft vom Leben, sind bestimmte Gesänge überliefert, die die verschiedenen Kräfte in einem Menschen in Harmonie bringen sollen. Das wird neuerdings sogar in einigen westlichen Ayurvedakliniken praktiziert. Der Arzt oder Therapeut singt aus dem *Rig-Veda*. Er ‹besingt› den Patienten, beeinflusst dessen Unterbewusstsein und aktiviert so die Heilkräfte.[8]

Etwas Ähnliches können wir auch für uns selbst ausprobieren, indem wir bestimmte Laute und Mantras singen. Die Betonung liegt auf dem Ausprobieren, dem Experimentieren. Wer könnte hier vorweg eine Garantie geben, *dass* es wirkt, oder voraussagen, *wie* es wirkt? Dafür fehlt die ärztliche Indikation und nicht zuletzt auch die Unterstützung durch die Krankenkassen. Ich darf jedenfalls nicht das Singen eines bestimmten Mantras wie ein Rezept verschreiben, mit dem Vermerk: ‹Zu Risiken und Nebenwirkungen befragen Sie Ihren Arzt oder Apotheker!› Karin prustete laut los vor Lachen. «Die würden mich ja sofort verklagen!»

Sie wurde wieder sachlich. «Bei einem verschreibungspflichtigen Medikament gibt es schließlich auch rechtliche Konsequenzen. Sollte es nicht angegebene, schädliche Nebenwirkungen haben, kann das den Hersteller Millionen kosten. Ähnliche Konsequenzen hätte es, wenn irgendjemand eine bestimmte Lautfolge als Medizin gegen sagen wir Depression oder gar Leberkrebs patentieren lassen würde. Das ist andererseits nicht einmal so abwegig. Warum sollten Klänge weniger Wirkung haben als Pillen? Unsere Wissenschaft hat das bislang kaum erforscht.

In der traditionellen Medizin Indiens, Chinas und Tibets hat das Singen von heiligen Lauten, Tönen und Mantras eine eigene Forschungsgrundlage. Die ist nicht so schwer zu verstehen, denn im Grunde orientiert sie sich an den unmittelbaren Erfahrungen des Patienten. Was keine oder eine schlechte Wirkung hat, passt eben nicht. Das ist für jedes Wesen unterschiedlich. Singen hat aber nach allen bisherigen medizinischen Erkenntnissen keine negativen Folgen, abgesehen vielleicht von Problemen, die unmittelbar mit der Stimme zu tun haben, etwa mit einer Infektion der Stimmbänder oder mit Erkältung. Also können wir getrost ausprobieren und herausfinden, was uns gut tut und was nicht. Dafür ist allerdings jeder selbst verantwortlich.

Der siebte ›Tibeter‹, das OM, gilt allgemein als das umfassendste, universale Mantra. Doch vielleicht können andere Mantras in bestimmten Fällen noch gezielter wirken? Die Tibeter kennen spezielle Mantras zur Heilung. Eines ist das Mantra des Medizinbuddha. Es lautet:

Teyata om bekanze bekanze
maha bekanze radza samudgate soha.

Es ist so: Du, Medizinbuddha, bist der König und höchste Heiler. Bitte nimm die Krankheit, die Krankheit und die große Krankheit weg. Das ist mein Gebet.[9]

Bevor wir gemeinsam dieses Mantra singen, möchte ich euch einen Gast vorstellen, der euch Fragen über die Bedeutung und Wirkung des Mantras beantworten kann. Es ist die Münchner Ärztin und spirituelle Lehrerin Pyar Troll. Willkommen Pyar.»

Eine zierliche Frau um die Vierzig betrat den Raum. Sie hatte ihre dunkelbraunen Haare zu einem langen Zopf geflochten und sagte freundlich: «Grüß Gott.»[10] Die Seminarteilnehmer nickten verblüfft, zeigten jedoch keinerlei Abwehrreaktion angesichts des überraschenden Besuchs. So wie diese Ärztin auftrat, war keine unangenehme Untersuchung zu erwarten. Karin sagte – und da klang wieder dieses eigenartige Kichern durch, als hätten sich die beiden vorher einen Witz erzählt, der schon beim bloßen Erinnern Lachanfälle auslöste: «Vielen Dank, Pyar, dass du zu uns gekommen bist. In deinem ersten Buch, *Reise ins Nichts*, hast du beschrieben, wie sich dein persönliches Ich aufgelöst hat und sich seitdem eine unbegrenzte, überpersönliche Kraft oder Präsenz ausgebreitet hat, aus der heraus alles geschieht, auch was du denkst und sagst. Gebe ich das in etwa richtig wieder?»

Pyar nickte freundlich.

Karin: «Seit einigen Jahren regst du viele Menschen öffentlich in Satsangs zur Selbsterforschung an.[11] Dabei werden auch Mantras wie das des Medizinbuddhas gesungen. Welche Bedeutung und Funktion hat ein solches Mantra? Zunächst aus deiner Sicht als Ärztin: Kann es tatsächlich ‹heilen›?»

Pyar antwortete: «Ein wichtiges Phänomen in allen lebenden Zellen ist Resonanz. Sie ist wichtig für das Zusammenspiel der Zellen, für den Tanz, der das Leben ausmacht. Wir alle sind fast ständig von Tönen und Geräuschen umgeben. Jeder von uns weiß und hat erfahren, dass manche Geräusche angenehm und heilsam sind. Andere dagegen stören, machen nervös und krank. Wie anders wirken doch der Gesang einer Amsel oder die Musik von Mozart im Unterschied zu einem landenden Flugzeug auf unsere Nerven!

In allen Kulturen der Welt wurde und wird die Wirkung von Tönen und Klängen auf unser körperliches und seelisch-geistiges System für Heilzwecke untersucht und angewandt. Die Heilkraft von Musik und Gesang wird weltweit in vielen Mythen angesprochen. Mantras sind heilige Klänge, die seit Jahrtausenden in östlichen Kulturen auch zu Heilzwecken eingesetzt werden. Bestimmte Klangfolgen und bestimmte Silbenfolgen haben besonders heilsame Wirkung. Schulmedizinisch oder naturwissenschaftlich nachweisbar sind diese Wirkungen bis heute allerdings nicht. Vorstellbar ist eine Wirkungsweise über das System der Neurotransmitter. In der modernen Medizin gibt es eine ganz neue Disziplin: die Neuro-Immunologie. Sie untersucht und erforscht die Zusammenhänge zwischen Geist, Seele,

Nervensystem und Immunsystem. Und sie kommt – obwohl sie noch in den Kinderschuhen steckt – doch immer wieder zu dem Ergebnis, dass diese für unsere Gesundheit so wichtigen Systeme miteinander verknüpft sind. Darüber hinaus sind die jahrtausendealte Erfahrung der Heilwirkung von Musik, Klang und Mantras eigentlich Beweis genug. Als pragmatische Ärztin erwarte ich keine Wunder – auch nicht von Mantras. Von der heilsamen und unterstützenden Wirkung von Mantras bin ich jedoch aus meiner eigenen Erfahrung überzeugt.»

«Macht es einen Unterschied, ob man es nur hört oder auch selber singt?», platzte Silke heraus.

«Oh ja! Selber singen ist besser.»

«Muss ich mich beim Singen eines Mantras auf irgendetwas konzentrieren, soll ich mir zum Beispiel eine Farbe oder eine Buddhastatue vorstellen? Soll ich mir Gesundheit wünschen?», hakte Silke nach.

«Ja, wir können uns beim Singen des Medizinbuddha-Mantras den Medizinbuddha vorstellen. Und nein, es ist nicht förderlich, sich irgendetwas zu wünschen.»

«Gibt es irgendein Mittel gegen Krankheit, Leiden und Tod?» Alle sahen erstaunt auf den Fragenden. Es war Manfred mit den zuckenden, buschigen Augenbrauen.

Pyar antwortete freundlich und gelassen wie zuvor: «Die Wurzel des Leidens zu durchschneiden heißt, die Illusion der Dualität aufzugeben. Die Wurzel des Leidens sind Gier, Hass und Verblendung. Der Medizinbuddha steht allen Wesen zur Seite, die diese Wurzeln des Leidens beseitigen wollen.

Mantras zu singen kann uns tief in die Stille führen und auf das Göttliche einstimmen. Das gilt für östliche Mantras ebenso wie für Psalmen oder gregorianische Gesänge. Ich finde viele Mantras hilfreich. ‹Om mani padme hum› zum Beispiel ist ein

Mantra von solch immenser Tiefe, dass wir es nie ausloten können. Wir können es wieder und wieder singen und wieder und wieder tiefer in das Mysterium des Göttlichen fallen. Allerdings ist es auch wichtig, das Mantra wieder loszulassen und einfach nur still zu sein. Und wichtig ist, es nicht zu einem Gebrabbel werden zu lassen. Wenn wir Mantras nur aufsagen, ohne die Resonanz in unserem Herzen zu vernehmen, dann haben sie höchstens einschläfernde Wirkung.»

Zum Abschluss: OM

Minutenlang herrschte Stille. Das ganze Seminar war intensiv, voller Eindrücke, Herausforderungen und Erkenntnisse gewesen. Doch nun hatte alle eine Leichtigkeit ergriffen, die das Vorangegangene wie gefallene Herbstblätter im Wind des Vergessens tanzen ließ. «Halt!», rief da so manche Stimme im Inneren. «Wir waren doch hier, um etwas zu lernen!» Karin und Pyar saßen vorne da und schauten freundlich in die Runde. Ihre Blicke sagten: «Keine Angst, es geht euch nichts von dem verloren, was ihr gehört habt!»

Karin stand auf und sagte: «Lasst uns zum Abschluss gemeinsam das heilige OM singen. Wir bilden einen Kreis, halten uns an den Händen und schließen die Augen. Wir sollten uns dabei im Klaren sein: Kein Klang und kein Gesang kann unser individuelles Leben in diesem Körper auf die Ebene der Unsterblichkeit heben. Singend mögen wir glücklicher und vielleicht etwas länger leben als ohne Gesang. Indem wir unserer eigenen Stimme lauschen, werden wir vielleicht klarer und mitfühlender mit uns selbst und anderen. Doch für die unveränderliche Wahrheit, die im heiligen OM schwingt, müssen wir alles loslassen, was wir kennen.

Keine Vergangenheit, keine Zukunft, keine Gedanken. In diesem Moment offenbart sich die Kraft des Lebens als Ewiges Jetzt, und ihr wisst und fühlt es: Das bleibt, immer und ewig. Und ganz praktisch: Eure Stimme ist nicht getrennt von allem anderen …»

4

ÜBUNGEN

Im Folgenden sind Übungen beschrieben, die jeder für sich praktizieren kann. Sie sollen helfen, die eigene Stimme zu entwickeln und in den verschiedenen Bereichen unseres alltäglichen Lebens optimal einzusetzen. Damit können zugleich Fähigkeiten geweckt werden, die nicht nur die Stimme betreffen: Klarheit, Kreativität, Verständnis, Selbstbewusstsein, Aufrichtigkeit, Ausstrahlung, innere Kraft und Freude. Grundqualitäten unseres Menschseins, die bereits in jedem vorhanden sind, nur mehr oder weniger überlagert von irreführenden Meinungen und Vorstellungen. Manche Stimmübung hat durchaus die Kraft, solche Gedankenschichten vorübergehend «wegzublasen».

Von bloßen Anweisungen wie «Befolgen Sie Schritt 1 bis 3, und dann geschieht (hoffentlich) dies oder das!» halte ich nicht viel. Jede Anleitung sollte möglichst mit Informationen verbunden sein, die das Interesse wecken. Das lässt auch mehr Spielraum. Wir sind nicht in der Schule. Nur unsere eigene Motivation zählt.

Einige der Übungen sind bereits im Himalaja-Klub und in Karins Stimmseminar ausführlich beschrieben worden. Sie werden deshalb nur knapp dargestellt, mit Verweis auf die entsprechende Stelle im Buch. Alleine zu üben, erfordert meist eine gewisse Überwindung. Vielleicht hilft es dem einen oder anderen Leser, sich in die Seminarsituation zurückzuversetzen. Deshalb hier ein kurzer, zusammenfassender Rückblick.

Rückblick auf das Seminar

ERSTER TAG
Abends: Im Klangraum wandern, die Teilnehmer stellen sich im Dunklen vor. Film/Info: Stimmlippen und Luftballons. Die Teilnehmer stellen sich im Licht vor.

ZWEITER TAG
Morgens I: Die Fünf »Tibeter«, Atem, Körperhaltung
Morgens II: Test, «Hallo, Leute, könnt ihr mich hören, klar und deutlich?»
Nachmittags I: Meister der Pause
Übung: Gespräch mit dem Chef
Nachmittags II (nach der Kaffeepause): Präsentation
Abends: Show «Deutschlands Superstar der Sprechstimme»

DRITTER TAG
Morgens I: Die Fünf »Tibeter«, Atem
Morgens II (nach dem Frühstück): die übrigen zehn Kandidaten der Sprechstimmenshow, Feed-back
Nachmittags I: Partnerschaft. Filmausschnitt. Fragebogen
Nachmittags II: Spiegel, «Ich liebe (ooo-mmm) dich»
Abends: Party

VIERTER TAG
Morgens I: Die Fünf »Tibeter«, Atem, Körper
Morgens II: Erziehung – Entwicklungsphasen, Fragen und Antworten, Übung spontanes Gebrabbel

Nachmittags I: Heilung/Selbsterforschung, Chakra-/Oberton-singen
Nachmittags II: Mantrasingen und OM (mit Pyar Troll)

Grundlagen

Die richtige Körperhaltung

Wir sprechen selten im Liegen oder beim Laufen. Wir sitzen oder stehen. Dabei sollte die Wirbelsäule aufgerichtet sein und der Kopf weder nach vorne, noch nach hinten oder zur Seite hängen. Der Kehlkopf darf in keiner Weise eingequetscht sein. Wir bewegen den Kopf ganz langsam nach rechts und nach links, zum Nacken und zur Brust. So spüren und lockern wir die Hals- und Nackenmuskeln. Die Schultern hängen locker herunter. Auch hier können wir die Lockerheit checken und unterstützen, indem wir die Schultern bewegen: anheben und fallen lassen, leicht hin- und herdrehen. Beim Stehen sind die Knie leicht nach vorne gebeugt, beim Sitzen achten wir auf einen rechten Winkel. Die Füße stehen in beiden Fällen hüftbreit auseinander.

Entscheidend bei der richtigen Haltung ist, dass wir unseren Körper spüren und die aufrechte Haltung ganz natürlich von innen, aus dem bewussten Empfinden heraus entsteht. Wir können uns vorstellen, wie wir sanft an den Haaren in der Mitte des Kopfes emporgezogen werden. Zugleich spüren wir den Boden unter den Füßen. Diese Körperhaltung ist die Ausgangsposition östlicher Bewegungsmeditationen wie Taiji und Aikido. Stimmtrainer sprechen von der «physiologischen Steh- oder Sitzhaltung»[1]. Wir können das täglich wenigstens fünf Minuten üben, stehend und sitzend. Anfangs ist ein festgesetzter äußerer Rahmen hilfreich: eine bestimmte Uhrzeit, ein abgeschirmter

Raum. Bald wird sich das Empfinden im Alltag ausbreiten. Stress im Büro, beim Familienessen oder im Ehebett – und die Erinnerung an die aufrechte Körperhaltung ist da! Ein Segen. Spürbar strömen Ruhe, Klarheit und Kraft durch Körper, Geist und Seele.

So atmen wir richtig

Wir können sehr verschieden atmen: schnell oder langsam, flach oder tief, beengt oder befreit, über die Brust oder den Bauch, durch die Nase oder den Mund. Und immer wirkt sich der Atem auf die Gefühle und Gedanken, die Stimme und Gestik aus und umgekehrt. Besonders wichtig für den Einsatz der Stimme ist das Zwerchfell. Dieser Atemhilfsmuskel ist wie ein Trampolin horizontal im Brustraum unterhalb der Lungen gespannt.[2] Wir können das Zwerchfell deutlich spüren, wenn wir husten oder auf «Ft-Ft» scharf ausatmen, als wollten wir Kerzen auspusten.

Im Schlaf atmen wir meist sehr tief und ruhig. Die Bauchdecke hebt und senkt sich gleichmäßig. Diese entspannende Bauch- oder Zwerchfellatmung kann uns bei Stress, Angst und Lampenfieber helfen. Und aus dieser Atmung heraus sollten wir möglichst auch sprechen. Dabei ist das Ausatmen, mit dem wir Töne und Wörter herausströmen lassen, in der Regel doppelt so lang wie das Einatmen.

Die tägliche Übung besteht einfach darin, im Sitzen oder Stehen einige Minuten lang in den Bauch zu atmen. Wir legen dabei die Hand auf den Bauch und spüren, wie er sich beim Einatmen hebt und beim Ausatmen senkt. Das ist alles. Das kann ganz unauffällig im Büro am PC, an der Bushaltestelle oder sonst wo geschehen, je öfter, desto besser. Es hilft, insgesamt ruhiger und entspannter zu sein. Wie bei der aufgerichteten Körperhaltung ist der Schlüssel das bewusste Empfinden und Spüren. Wir sind ganz im Moment, wach und entspannt. Auch wenn wir auf den Atem und den Körper achten – was um uns herum geschieht, entgeht uns nicht. Im Gegenteil. Nicht abgelenkt von Sorgen, Erinnerungen und Wunschträumen, sind wir ganz präsent, können klar und spontan reagieren und eben auch unsere Stimme optimal und bewusst einsetzen.

Der erste Ton

Wir sitzen oder stehen entspannt und aufgerichtet und achten auf den Atem. Nun soll auf dem Ausatmen ein Klang entstehen. Welcher? Da gibt es unzählige Möglichkeiten. Das können wir uns an dieser Stelle bewusst machen. Lassen wir uns doch mal überraschen, was entsteht. Ist das möglich? Niemand wird uns bei dieser Übung beurteilen, außer vielleicht wir selbst. Beim Ausatmen entsteht ein Ton. Da kommen wahrscheinlich vorher Gedanken wie: «Was soll ich sagen oder singen?» Doch selbst wenn eine Entscheidung getroffen wird, kann das Ergebnis im nächsten Moment ganz anders sein als erwartet. Dies ist ein spannender Moment der Schöpfung, immer wieder neu. Es ist eine ziemlich ungewöhnliche Übung, die gerade deshalb ganz neue Einsichten mit sich bringen kann.

Da laufen Entscheidungsprozesse ab, die im Grunde typisch sind für jede Kommunikation. Was sage ich als Nächstes? Ein gewisser Kontext ist immer vorgegeben. Unser Verstand schätzt die Situation ein und reagiert. Zum Beispiel freundlich-höflich oder fordernd-aggressiv. Auch die Übungssituation im stillen Kämmerlein ist nicht losgelöst von vergangenen Eindrücken. Ob beim Ausatmen ein tiefer Brummton, ein «Ah» oder ein OM, ein «Hö, hö, hö» oder ein Gebrabbel kommt, unbewusst ist es gleichsam vorherbestimmt. Doch zugleich können wir uns überraschen lassen. Wir können das mehrmals ausprobieren. Geschehen lassen und beobachten. Das ist Meditation.

Tonlagen erkunden

Im nächsten Schritt erkunden wir verschiedene Tonlagen. Denken wir an eine köstliche Speise, und lassen wir ein entsprechendes «Mmmm» heraus. Im Tonhöhenverlauf bildet dieses «Mmmm» eine Kurve, die zunächst nach oben und dann nach unten geht. In diesem Bereich – auch *Indifferenzlage* genannt – liegt unsere natürliche Sprechstimme. Bei einem meditativen Konzert habe ich erlebt, dass die Musiker das Publikum darum baten, «Mmmm» zu machen, statt zu klatschen. Das passte wunderbar zum Konzert und trug zur heiter-entspannten Atmosphäre bei. Wir sollten das «Mmmm» wenigstens fünfmal äußern – auch gerne noch öfter am Tag, wenn sich die Gelegenheit ergibt – und uns dabei das Gefühl im Kehlkopfbereich und den Klang merken. Denn wenn wir in dieser mittleren Sprechstimmlage sprechen, wirkt unsere Stimme sachlich-neutral, doch keineswegs kühl oder gar kalt.

Im tiefsten Bereich – so sollte man denken – klingt unsere Stimme zwangsläufig tröstend und beruhigend oder auch verführerisch. Doch das stimmt nicht ganz. Versucht ein Mann, seine wütende Partnerin mit einem tiefen Tonfall zu besänftigen, kann das die Wut noch steigern. «Oh, du armes Kleines …!» Das erinnert an die Hilflosigkeit im Kleinkindstadium. Wir können das selbst nachempfinden, wenn wir das «Oh» in tiefer Stimmlage aussprechen. Es kann auch Enttäuschung ausdrücken oder, gestöhnt, sexuelle Lust. In jedem Fall ist die tiefe Tonlage nicht so neutral wie die mittlere. Sie bringt Emotionen rüber und lässt im anderen Emotionen hochkommen – nicht immer die erwünschten. Doch es macht Spaß, damit zu experimentieren. Wir schauspielern mit dem bedauernden, dem enttäuschten und dem lustbetonten tiefen «Oh» und achten auf die unterschiedlichen Qualitäten.

Die hohe Sprechstimmlage wird allgemein mit Erregung assoziiert. Wer ausdauernd in dieser Lage spricht, kann einem ganz schön auf die Nerven gehen. Welcher Laut ist hier typisch? Sicher kein «Oh» oder «Ah». Was rufen wir spontan, wenn wir uns vor etwas ekeln? «Iiii!» Das können wir jetzt genüsslich ausprobieren. Und dann der Ruf «Hilfe!». Das muss durchdringen. Oder auch, wenn man seine Kinder zur Schule hochkriegen muss: «*Hey,* jetzt aber raus aus dem Bett!» «Iii!», «Hilfe», «Hey!» Drei Varianten für Schauspieler. Der wichtigste Bereich ist und bleibt die mittlere Sprechstimmenlage, das «Mmmmm».

Die Gesangstimme

In einem gemischten Chor gibt es die Männerstimmen Bass und Tenor und die Frauenstimmen Alt und Sopran. Manchmal unterstützen tiefe Frauenstimmen den Tenor, und in einigen Kompositionen der Renaissance und des Frühbarock kann ein Mann gefordert sein, in die Stimmlage der Frauen aufzusteigen. Nicht jeder Chorleiter achtet genügend darauf, ob auch jeder in der Stimmgattung singt, die ihm entspricht. Etliche Sänger und Sängerinnen stufen sich selbst aus Bequemlichkeit, Verunsicherung oder Unkenntnis tiefer ein, also als Bass statt als Tenor oder als Alt statt als Sopran. Solange wir für uns alleine singen, ist das ziemlich egal. Doch im Chor macht es natürlich einen Unterschied, ob die Stimme in der richtigen Gattung aufblüht oder in der falschen verkümmert. Und selbst für den, der weder für sich allein noch mit anderen singen mag, kann es von Vorteil sein, seine Gesangstimmlage zu überprüfen. Denn Sprech- und Gesangstimme sind sich in vielem sehr ähnlich.

Die erste Übung besteht darin, das «Mmmm» im Sinne von «lecker!» in deutlich voneinander abgesetzte Töne, also eine Melodie zu verwandeln. Damit wird zugleich der wohl wichtigste Unterschied zwischen Sprechen und Singen erlebbar. Beim Sprechen gleiten wir zwischen verschiedenen, nicht genau festgelegten Tonhöhen, beim Singen setzen wir ganz gezielt die Töne voneinander ab. Da gibt es einen Sprung, ein Intervall. In unserem abendländischen tonalen System ist der kleinste Sprung der Halbtonschritt, in anderen Kulturen gibt es noch kleinere Schritte. Wir klinken uns automatisch in eine Tonleiter ein, wenn wir aus dem «Mmmm» eine kleine Melodie gestalten.

Da gibt es übrigens eine interessante Parallele zu den Vokalen U, O, A usw. Wir können sie, wie beim Obertonsingen, ganz allmählich ineinander übergehen lassen. Doch um Wörter und Sätze zu verstehen, brauchen wir Eindeutigkeit. Lautet das Wort nun «Omen» oder «Amen»? Der Übergang zwischen O und A führt zu Missverständnissen. Und so ist es auch in der Sprache der Musik. Denken wir an ein einfaches Kinderlied. Es genügt manchmal schon, nur einen Ton ungenau («falsch») zu singen, und die ganze Melodie stimmt nicht mehr. Allerdings trifft die Gesangstimme die Töne in der Regel nicht so genau wie ein Klavier, wo die Tasten ja nun einmal den einzelnen Halbtönen zugeordnet sind und keine Übergänge zulassen.

Das «Mmmm» wird in dieser Übung also zu einer Melodie,

die man in Noten aufschreiben könnte. Zum Beispiel c, d, e, d, c, h, a. Um nun die für uns passende Stimmgattung (Bass oder Tenor, Alt oder Sopran) herauszufinden, brauchen wir zur Orientierungshilfe einen Ton von einem Instrument. Am besten ist ein Klavier oder Keyboard. Genau in der Mitte der Klaviertastatur liegt das «eingestrichene C», das «c'». Das kann jeder singen, ob Junge oder Mädchen, Mann oder Frau. Männer mit Bassstimme empfinden es allerdings als hoch, fast schon anstrengend, Frauen mit Sopranstimme als tief. Mit der Melodie des «Mmmm» – die jeder auf Kassette aufnehmen sollte – kann man nun auf dem Klavier vergleichen. In welchem Bereich bewegt sich die Melodie? Für Frauen mit einer Altstimme wird das c' die obere Grenze sein. Für den Sopran verschiebt sich das Spektrum um drei bis vier Ganztöne nach oben. Das Gleiche gilt für Männer, nur eine Oktave tiefer.

Stimmeinsatz

Hier geht es darum, wie wir mit unseren Tönen und Wörtern beginnen. Eine Flöte beginnt anders als ein Cello oder die menschliche Stimme – das können wir deutlich hören und an den Schwingungskurven am Computer sehen. Und wie unterschiedlich unsere Stimme einsetzen kann, ist erstaunlich!

Die amerikanische Sex-Ikone Marilyn Monroe hauchte viel Luft aus, bevor sie «Oh, my Darling» sagte. Knallharte Burschen wie der Gunnery Sergeant (Ronald Lee Emerey) in Stanley Kubricks Film *Full Metal Jacket* lassen es dagegen gleich knallen: «Alles klar?» Der eigentlich weiche Vokal A klingt da wie ein Pistolenschuss. Stimmexperten stufen den ersten Fall als «verhaucht», den zweiten als «hart», ja ganz unverblümt als «Militärton» ein. Sie plädieren für die Mitte: «weich und fest zugleich».[3] Dieser Einsatz – beispielhaft in «Oh, wie schön!» – ist in jedem Fall gesund für die Stimme und gut für die Stimmung.

Den optimalen Stimmeinsatz – weder verhaucht noch hart – üben wir mit musikalischem Feingespür. Ist da ein leichter Knacklaut beim Vokal am Anfang? Noch einmal, weicher! Wir benutzen dazu Wortpaare wie Mund/und, Mode/oder, Mahnen/Ahnen, meinen/einen, Miene/Ihnen. Das jeweils zweite Wort beginnt mit einem Vokal – und der sollte so klingen wie im Wort davor, wo der Vokal auf den stimmhaften Konsonanten M folgt. Diese Übung mag einem zunächst so vorkommen, als wäre sie nur für Spezialisten, etwa für Rundfunksprecher oder Schauspieler. Doch tatsächlich bekommen wir im Alltag alle Nuancen beim Sprechen mit, wie ein geschulter Musiker. Wie hart und unwirsch das A im dahingesagten «Ach was» klingt! Und wie die Wörter im Stress herausgepresst werden!

Achten wir auch darauf, woher die Wörter kommen und wohin sie verschwinden? Das ist der «metaphysische» Aspekt. Auch wenn wir die Quelle nicht ergründen können, erleben wir doch unsere Äußerung (und unsere Gedanken) bewusster als eine Gestalt oder Form in der Zeit – mit einem charakteristischen Anfang, Verlauf und Ende. Und das Ende, das «Absetzen am Phonationsende», kann wie der Anfang wiederum verhaucht, hart oder weich sein.

Lautstärke: Das Schwelltonvermögen

Manche Menschen sprechen häufig unnötig und penetrant laut, andere zu leise. Wir können mit der folgenden Übung ein Gespür für die Lautstärke, die Dynamik unserer Stimme entwickeln. In der aufrechten Haltung sitzend oder stehend, beginnen wir mit dem stimmlosen Konsonanten F, den wir durch mehr Luftdruck lauter werden lassen und dann wieder zurücknehmen. Wir können dabei deutlich die Anspannung im Zwerchfell spüren. Nun probieren wir es mit einem O. Leise beginnen, lauter und dann wieder leiser werden. Wichtig ist, dass wir dabei auf einem Ton bleiben, also nicht höher werden. Nur so werden die Stimmlippen trainiert, sich dem stärker werdenden Luftstrom anzupassen. Wir können nacheinander verschiedene Töne auf dem Vokal O benutzen und dann auch andere Vokale wie A, U, E verwenden. Um zu checken, ob wir dabei ein- und denselben Ton halten, können wir die Übung auf Kassettenrekorder aufnehmen.

Artikulation – Vom Gähnen zu «Fischers Fritze»

Wir brauchen nur einmal das Wort «Artikulation» überdeutlich auszusprechen und spüren gleich, worum es dabei geht. Lippen, Zunge, Kiefer, Gaumen – all das wirkt zusammen, um die vielen unterschiedlichen Laute einer Sprache klar und verständlich artikulieren zu können. Es ist ein komplexer Vorgang, und er funktioniert nicht immer reibungslos. Einige Glas Bier oder Wein, und schon verschwimmt die Aussprache zu einem Lallen. Das ist noch der harmloseste Fall. Etliche Menschen leiden seit ihrer Kindheit unter Störungen wie Stottern oder Lispeln. Solche Probleme, seien sie physisch oder psychisch bedingt, müssen von einem Facharzt oder Logopäden behandelt werden. Die Grenzen zwischen einer Sprachstörung, die nur medizinisch behandelt werden kann, und einer undeutlichen Artikulation, die wir durch Übung und Aufmerksamkeit selbst verbessern können, sind allerdings fließend.

Unsere erste Übung lockert alle Muskeln, die zur Artikulation beitragen, und ist medizinisch unbedenklich: Wir gähnen herzhaft. Es ist einfach, so zu tun, als wären wir müde und müssten gähnen. Achtung: Kiefer nicht übertrieben weit öffnen. Das kann zu einer schmerzhaften Verkrampfung führen. Das Gähnen darf übrigens gerne nach Gähnen klingen: «Uoa!» oder so ähnlich. Wir dürfen auch öffentlich gähnen – dezent, versteht sich – und diese international und sogar im Tierreich als friedlich anerkannte Geste geschickt als Entspannungsübung nutzen.

Ähnlich entspannend wie das Gähnen ist die Kaubewegung. Wer Kaugummi mag, macht hier nichts verkehrt. Wer nicht, kann einfach so tun, als würde er auf einem Leckerbissen kauen. Manchmal kriegen wir beim Sprechen die Lippen, Zähne und Kiefer nicht auseinander. Diese «Verbissenheit» fördert weder die Artikulation noch die Stimmung. Hier hilft Kaugymnastik. Sie macht den ganzen Stimmapparat beweglicher und flexibler.

Den Ringmuskel um die Lippen herum können wir durch die überdeutliche Artikulation der Vokale U und I, A und O trainieren. Wir achten dabei auf die Veränderung der Lippenstellung und lauschen zugleich dem Klang. Danach verbinden wir die Vokale mit einem Mmm: Mmmumm – Mmmomm – Mmmamm – Mmmemm – Mmmimm. Nun können einzelne Wörter folgen, die wir überdeutlich artikulieren, wie in Zeitlupe. «Marmelade, Sansibar, Komplexität» – was uns gerade einfällt. Schließlich probieren wir einen «Zungenbrecher»: «Fischers Fritze fischt frische Fische» oder «Blaukraut bleibt Blaukraut, Brautkleid bleibt Brautkleid». Dabei geht es nicht um Schnelligkeit, sondern um Deutlichkeit.

Was Demosthenes mit den Kieselsteinen im Mund praktizierte, empfehlen etliche Stimmtrainer auch heute noch. Nur soll man ihnen zufolge einen Weinflaschenkorken mit den

Schneidezähnen fest halten. Wir lesen laut einen kurzen Text, danach dasselbe noch einmal mit einem Korken zwischen den Zähnen und schließlich wieder ohne Korken. Das ist ein echtes Aha-Erlebnis.[4]

Ablauf in einer Gesamtübung

Was in den Grundlagen angesprochen wurde, können wir täglich zu einer jeweils passenden Tageszeit zehn bis fünfzehn Minuten in einem Gesamtdurchlauf praktizieren. Das kann zugleich eine Meditation sein, die nicht nur die Stimme (in allen Bereichen des Lebens) unterstützt, sondern uns insgesamt mehr Energie schenkt und unsere Kreativität beflügelt.

- Aufrecht sitzen oder stehen. Kopf und Schultern lockern
- Tief und ruhig atmen. Bauch und Zwerchfell spüren
- Einen ersten Ton spontan entstehen lassen. Lauschen
- «Mmm» («lecker!»). Die beste Stimmlage prägt sich ein
- «Mmm» als Melodie gesungen (nur wer mag)
- Fester/weicher Stimmeinsatz (Mund/und etc.)
- Artikulation: gähnen, kauen, einzelne Wörter, Zungenbrecher, Korken

Zu den Grundlagen zählen natürlich auch das OM und die Fünf »Tibeter«, die am Schluss noch einmal im Überblick dargestellt werden.

Die Stimme im Beruf

Aus dem Schema ausscheren

Im Beruf soll die Stimme sachlich, klar, kompetent, überzeugt und überzeugend klingen, eben «professionell». Ob bei öffentlichen Vorträgen, Geschäftsbesprechungen, scheinbar zwanglosen Meetings oder «vertraulichen Gesprächen» – stets stehen wir unter Leistungs- und Erwartungsdruck. Paradoxerweise schneidet oft derjenige am besten ab, der trotz allem «er selbst sein kann». Denn es sind genau diese aus dem Inneren kommende Stärke und Selbstverständlichkeit, die letztlich überzeugen. Erwartet wird – scheinbar – nur Korrektheit oder Professionalität. Doch wer sie angstvoll zu erfüllen sucht, ist bald «out». Ein Langweiler. Die bisherigen Grundlagenübungen sind für den Beruf schon deshalb so wichtig, weil sie als Meditation helfen, innere Klarheit, Stärke und den Mut zu Originalität und Eigenständigkeit zu finden.

Die folgenden Anregungen gehen weiter in diese Richtung. Nur gelegentlich kommen ausgewählte Techniken der Präsentation ins Spiel, wie sie normalerweise in Kommunikations- und Managementtrainings gelehrt werden. Jeder kann solche Methoden in den entsprechenden Kursen oder über die Fachliteratur erlernen. Diese «praktische» oder «angewandte Rhetorik» greift die seit der Antike gesammelte Erfahrung auf und schneidet sie – psychologisch-wissenschaftlich untermauert – auf heutige Belange und Interessen zu. Welche Betonungen, sprachlichen Bilder, Redefloskeln, auch Körperhaltung, Gestik, Mimik wirken heute am besten – und in welchem Rahmen? Das ist zweifellos lehrreich und füllt viele Bücher. Doch hier geht es um eine Bewusstheit, die der Ebene des OM, des siebten »Tibeters« von Peter Kelder, entspricht. Sie strahlt in all die äußeren Bereiche der Präsentation aus.

Intention: Was will ich sagen?

Erinnern wir uns an Colonel Bradfords Anleitungen zum Wünschen. Jeder will irgendetwas. Wir wollen leben, und zwar gut und angenehm. Dieser Wunsch ist in jeder Geste, jedem Wort präsent. In Vorträgen oder Geschäftsbesprechungen tun wir meist so, als spielte das überhaupt keine Rolle. Es geht ja nur ums Geschäft! Doch wie könnten wir dieses grundmenschliche Bestreben, glücklich zu sein, jemals ausklammern? Mit jedem Wort ringen wir um unser Überleben. Kaum jemand spricht darüber, doch jeder weiß und fühlt es, tief innen. Das bedeutet, wir agieren fast ständig und meist unbewusst auf zwei Ebenen. Auf der Ebene der Konventionen spielen wir den souveränen Verkäufer, Managementtrainer und Profi, und in Wirklichkeit rufen wir zugleich ständig «Hilfe! Ich weiß nicht, wer ich wirklich bin und habe Angst!».

Die ehrlichste Art, mit einem Geschäftspartner über Business zu reden, wäre also etwa: «Wir wissen doch beide, dass wir hier unsere Existenz absichern wollen. Mein Problem ist … Was ist Ihr persönliches Anliegen in dieser Beziehung? Wie können wir uns einigen?» Und tatsächlich sind Millionen-Dollar-Verträge gerade über solche vertraulichen Gespräche abgeschlossen worden. Das erfordert allerdings Mut zur Offenheit – und hat in diesem Fall auch wenig mit der Qualität der Sprechstimme zu tun.

Wichtig ist dabei unsere Bereitschaft, ehrlich und flexibel zu sein und ein Gespür dafür zu haben, wie weit wir bei unserem Gesprächspartner gehen können.

So verschieden die Themen eines Vortrags oder einer Präsentation auch sind: Wir sollten uns innerlich darüber klar werden, was unsere eigene, ganz persönliche Motivation ist, darüber zu sprechen. Das sollen wir nicht öffentlich darstellen, nur wissen. Der eigentliche Grund ist in der Regel die Absicherung unseres äußeren Wohlstands. Wir sichern uns als Person ab. Daran ist nichts verkehrt. Doch wenn wir uns dieser Tatsache bewusst sind, können wir freier und offener sprechen. Das jeweilige Marketingziel können wir aus größerer Distanz angehen, und das ist meist viel effektiver. Wir sollten uns – nur für uns selbst – eingestehen, wie sehr uns ein bestimmtes Produkt, für das wir öffentlich werben, persönlich interessiert. Erst dann können wir glaubhaft auftreten – oder auch aussteigen. Wollen wir wirklich monate- oder gar jahrelang für ein Produkt eintreten, das uns nicht im Geringsten interessiert oder das wir sogar innerlich ablehnen? Macht uns das auf Dauer nicht unglücklich und krank?

Im besten Fall vertreten wir ein Produkt, von dem wir begeistert sind. Diese Motivation lenkt unsere Werbegespräche oder PR-Vorträge wie von selbst in eine kreative und mitreißende Richtung. Oder wir stehen hinter der Firma, finden die Arbeitsatmosphäre angenehm, mögen den Chef und unsere Kollegen. Fehlt das alles, und müssen wir – aus welchen Gründen auch immer – trotzdem weitermachen, dann hilft eine Änderung der Perspektive. Wir werden zum Schauspieler. Wir spielen die Rolle eines erfolgshungrigen Vertreters. Was wir anbieten, ob Zeitschriften oder Versicherungen, Autos oder Staubsauger, ist uns zwar egal oder gar zuwider. Okay. Doch warum nicht das Beste aus dem Verkaufsgespräch selbst machen, gleichsam als künstlerische Leistung? Das könnte gerade im harten Job des Telefonmarketings helfen, das meist auf einer stereotypen Dialogsituation basiert. Hier zählen jeder Ton, jede Nuance in der Stimme, jede Spannungspause, sonst legt der unfreiwillige Gesprächspartner schon nach wenigen Sekunden auf.

Die Übung besteht darin, sich selbst so aufmerksam wie möglich zuzuhören. Wenn die Begeisterung für das Produkt oder die Firma fehlt, sind wir zwangsläufig auf uns selbst und den Moment zurückgeworfen. Viele versuchen, das durch ein Geleier zu vermeiden, das den Gedanken «Wann ist endlich Feierabend?» verrät. Die Kunst ist es, den Dialog losgelöst vom Verkaufsziel als eine Art musikalische Entwicklung wahrzunehmen. Zugegeben: nicht leicht. Doch sehr lohnend! Dazu kommen im Folgenden weitere Anleitungen.

Intonation: Heben und Senken der Stimme

Wer ausdruckslos und monoton stets mit der derselben Lautstärke spricht, dabei die Stimme weder hebt noch senkt und womöglich die Zähne nicht auseinander kriegt und undeutlich artikuliert, der kann kaum hoffen, Interesse oder gar Begeisterung zu wecken. Wer dagegen seine Stimme abwechslungsreich einsetzt, mal etwas lauter, mal etwas leiser, mal höher, mal tiefer spricht, dem hört jeder viel aufmerksamer zu. Einigen liegt so etwas im Blut, andere brauchen etwas Übung. Im Prinzip kann jeder lernen, «musikalisch» zu sprechen. Und darum geht es hier.

Ausrufe- und Fragezeichen, Kommas und Gedankenstriche geben Hinweise, wie ein Text klingen sollte, wenn er laut gelesen wird. Alles Weitere muss sich aus seinem Sinn ergeben. In der klassischen abendländischen Musik ist dagegen jeder Ton genau festgelegt, und zwar in Tonhöhe, Dauer, Lautstärke und Tempo. Wir könnten dieses Prinzip auf jede Rede anwenden und sie bis ins Detail festlegen, abgesehen von den Tonhöhen, denn dann würden wir die Rede singen. Doch das Auf- und Ab in einem Satz – *Sprachmelodie* und *Tonfall* – können wir durch Zeichen markieren. Ebenso Betonungen einzelner Wörter, Silben oder Vokale. Wir können Zeichen für Lautstärke und Dynamik oder auch Pausen anbringen. Dazu müssen wir nicht einmal die Regeln der musikalischen Notation oder gar des Komponierens kennen. Ich empfehle auch nicht, diese Übung bei einer längeren Rede durchzuführen. Es genügt ein Satz, um das Prinzip zu verstehen.

«Ich freue mich, dass ich zu Ihnen sprechen darf.» Sagen wir diesen Satz mehrmals laut und stellen uns dabei eine Situation vor, die für unseren Beruf in Frage kommt. Wir schreiben den Satz groß auf ein Blatt Papier. Als Erstes beobachten wir, wo wir die Stimme heben und senken. Wir zeichnen den ungefähren Tonhöhenverlauf mit einem Bleistift darunter. Setzt die Stimme hoch oder tief an, endet sie hoch oder tief, wo sinkt sie ab, wo steigt sie an? Wir können uns dafür mehrere Möglichkeiten untereinander «notieren», wiederholt «intonieren» und die uns optimal erscheinende Version ankreuzen. Wer am Satzende nach oben tendiert, sollte sich fragen, wieso. Denn das geht gegen jede Redekonvention.

Nun können wir auf die Lautstärke und die Hervorhebung bestimmter Wörter und Silben eingehen. Die Zeichen dafür setzen wir am besten (ebenfalls mit Bleistift) direkt unter die Wörter. Das musikalische Zeichen für «laut» ist «f» (für *forte*, «stark»); je stärker, desto mehr «fs» («fff»). Umgekehrt steht das «p» *(piano)* für «leise». «Sehr leise» wäre «ppp». Wir können stattdessen auch einfachheitshalber die Silben, die wir hervorheben wollen, unterstreichen. Dann gibt es noch musikalische Zeichen für «lauter» (ein liegendes, nach rechts geöffnetes V = *crescendo*) oder «leiser» (ein liegendes, nach links geöffnetes V = *decrescendo*) und für «schneller» oder «langsamer werden». Das würde ich hier durch einen Pfeil nach rechts (in «Sprechfahrtrichtung») und links (Gegenrichtung) markieren. Und schließlich die Pause, auf die wir gleich noch einmal kurz eingehen. In der Musik wird sie auf die Millisekunde genau notiert, hier wollen wir uns mit Punkten begnügen: Viele Punkte bedeuten «lang», wenige bedeuten «nicht so lang». Die Markierung für eine übliche Intonation würde so aussehen:

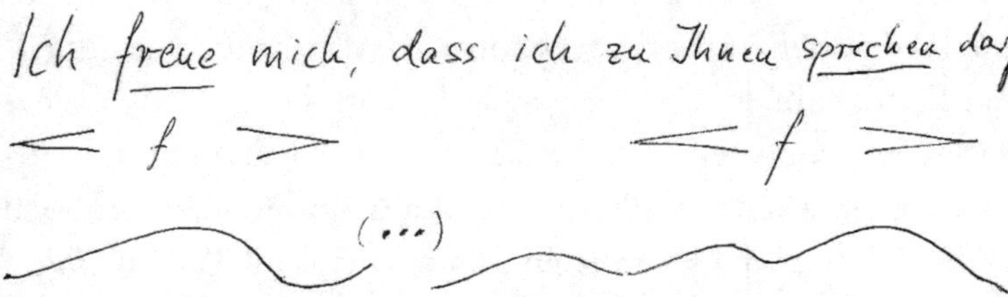

Markierung für eine übliche Intonation

Mit diesem oder irgendeinem anderen Satz können wir alle möglichen Intonationen durchspielen. Jede Variation bietet faszinierende Einsichten in unsere Psyche und in die Sprache als hypnotisierendes Spiel. Von daher haben wir mit dieser Übung einen wichtigen Schlüssel für die Kommunikation in allen Bereichen des Lebens. Wir wollen den harmlosen Satz einmal in einem ungewöhnlichen Tonfall aussprechen, der fast schon nach einer bedrohlichen Situation klingt, in der Sprechen womöglich verboten ist. Zum Beispiel so:

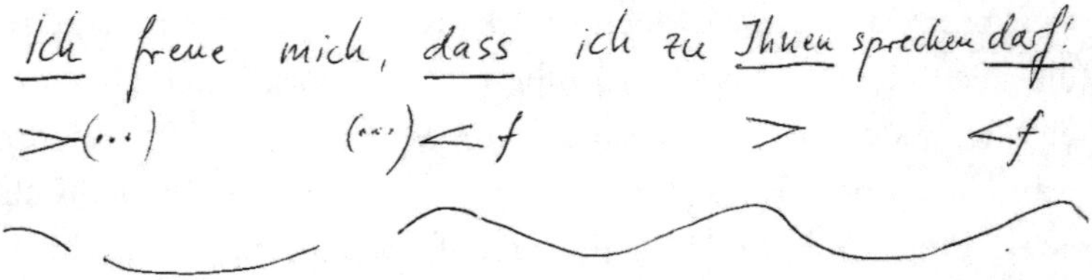

Markierung für eine unübliche Intonation

Meister der Pause (2)

Gezielt Pausen zu setzen gehört zur hohen Kunst der Rede. Wir können das mit bestimmten Kernsätzen üben, die wir uns für eine Rede oder ein bevorstehendes Gespräch zurechtgelegt haben. Dazu können wir die gerade beschriebene Methode des Markierens benutzen – und dabei auch mit Pausen an untypischen, unerwarteten Stellen experimentieren. Achten wir auch mal bei Filmen oder Hörspielen darauf, wie da die Pausen eingesetzt werden.

Die wichtige Pause ganz am Anfang, bevor wir überhaupt etwas sagen, lässt sich allein schlecht üben. Ob wir uns im Beruf, in der Partnerschaft oder bei der Erziehung dazu provozieren oder verleiten lassen, emotional herauszuplatzen, oder ob wir als Erstes die «weise» Pause setzen – das ist wohl eher eine Frage des Temperaments und einer Bewusstheit, die allenfalls durch die Praxis der Meditation geschult werden kann. Erfahrung, Beobachtung und Verstehen in jeder alltäglichen Situation sind hier jedenfalls wichtiger als das Üben mit einzelnen Sätzen. Dazu können wir noch einmal die Tipps von Seminarleiterin Karin im Kapitel «Die Stimme im Beruf» lesen.

Wir sollen zu einem Thema öffentlich reden. Auch bei wenigen Zuhörern – etwa in einer internen Besprechung – kann einiges davon abhängen, wie überzeugend wir auftreten. Aufregung und Lampenfieber sind daher völlig natürlich. Die sorgen zumindest dafür, dass wir uns gut vorbereiten. Was wir unangenehm als Angst empfinden, ist Adrenalin, das der Körper ausschüttet, um uns Kraft zu geben. Beruhigungstabletten blockieren diesen Energieschub.

Eine gute Vorbereitung macht uns sicherer. Wir können die wichtigsten Punkte auf DIN-A 5-Karten aufschreiben, die wir beim Vortrag dabei haben: Hauptgedanke (in einem kurzen Satz), dazu eventuell in Stichworten Beispiele, Witze, anschauliche Bilder und Zitate (wörtlich, mit Quellenangabe).

Den Anfang unseres Auftritts zu üben ist durchaus sinnvoll. Die Aufregung mag uns dazu antreiben, immer wieder die ersten Sätze in Gedanken zu formulieren und uns alle möglichen Peinlichkeiten vorzustellen. Das bringt nichts. Es genügt, die Anfangssituation zwei- oder dreimal mit Körper und Stimme durchzuspielen: das sichere und aufrechte Gehen zum Rednerpult, den ruhigen, festen Blick ins Publikum, das gewinnende Lächeln, das tiefe, entspannende Atmen vorweg und zwischendurch, die ersten Sätze (zum Thema und eventuell zur eigenen Person) mit sachlich-heiterer Stimme, die unterstreichende, freie Gestik. In der Aktion – das heißt beim Vortrag selbst – verschwindet das Lampenfieber meist. Statt der unangenehmen inneren Verkrampfung erleben wir Klarheit, Präsenz und Beweglichkeit.[5]

Die Stimme in der Partnerschaft

Singles, die auf Partnersuche sind, haben andere Probleme und Wünsche in «Sachen Liebe» als Menschen, die bereits länger in einer Beziehung leben. Und in beiden Gruppen gibt es beträchtliche Unterschiede, bedingt durch Alter, Erfahrung, die Art der (angestrebten) Beziehung – zum Beispiel, ob man homo- oder heterosexuell ist. Und schließlich sind jeder Mensch und jede Situation einmalig.

Den Zauberspruch und den magischen Stimmklang zu finden, der jedes Herz aufschließt, das ist wohl eher etwas für Märchenerzähler. Eine Formel, die jeder benutzen könnte, um die Liebe eines anderen zu gewinnen, widerspräche auch unserer allgemeinen Auffassung von Liebe. Sie gilt ja gerade deshalb als so wertvoll und erstrebenswert, weil sie aus einem Raum oder einer Dimension der Freiheit zu kommen scheint – nicht zu kontrollieren und zu beeinflussen ist. Jeder möchte Liebe für sich gewinnen und siedelt sie zugleich in einem Land an, das unerreichbar ist. Ein deutscher Schlager weiß: «Die Liebe ist ein seltsames Spiel. Sie kommt und geht von einem zum andern …»

Flirten, werben, verführen

Wir müssen nicht immer gleich das Ideal der Liebe vor Augen haben. Warum sollte ein Teenager nicht den Satz «Möchtest du mit mir tanzen?» vor dem Spiegel üben? Das Ziel ist klar und erreichbar. Die oder der Begehrte soll «Ja!» sagen. Nicht zum Bund des Lebens oder zur ewigen Liebe, sondern zunächst nur zum gemeinsamen Tanz. Selbst ein Schüler weiß aus eigener Erfahrung: Worin wir unsere ganze Aufmerksamkeit und Kraft investieren, hat tatsächlich meist auch Erfolg. Warum sollten dann die vielen Intonationsübungen – mal mit tief gehauchter, mal mit machohaft-cooler, mal mit betont schüchterner, mal mit freundschaftlich-vertraulicher Stimme – nicht zum Erfolg führen?

In Magazinen wie *Bravo*, *Fit for Fun* oder *Cosmopolitan* werden regelmäßig Tipps zum Flirten gegeben, auf die jeweilige Altersgruppe zwischen zwölf und fünfunddreißig Jahren zugeschnitten. Das mag flach und klischeehaft daherkommen, hat jedoch einen traditionsreichen Hintergrund. Denn Braut- (und Bräutigam-)Werbung ist eine uralte und für die Natur dringliche Angelegenheit. In jedem Frühling können wir beobachten, wie sich die Vogelmännchen, allen voran die dicken schwarzen Amseln, in neuen, möglichst überzeugenden Melodien üben. In allen Kulturen und zu allen Zeiten haben sich auch Menschen an dieses Grundritual gehalten. Als eine frühe abendländische Blüte gilt der mittelalterliche Minnegesang. Walther von der Vogelweide und viele andere «fahrende Ritter» umwarben mit ihren Versen und ihrer Stimme adlige Damen nach allen Regeln der damaligen Kunst. Und ich behaupte aufgrund eigener Erfahrung: Es lohnt sich immer noch, Gitarre spielen und die gängigen oder eigene Songs singen zu können! Das kommt auf (fast) jeder Party an …

Doch im weiteren Verlauf des gegenseitigen Sich-kennen-lernens wird das Gespräch zunehmend wichtiger. Der andere möchte nicht nur den Gesang bewundern, sondern vor allem als Mensch wahrgenommen werden. Hier sind keine Stimmübungen angesagt, auch keine endlosen Selbstdarstellungen, sondern Fragen, die Interesse bekunden.

Und doch gibt es dann wieder auch den Moment, wo Worte eher stören. Wenn noch etwas gesagt wird, dann hat der Klang der Stimme mehr Effekt als der Inhalt. Wer beim Liebesspiel ganz im Moment sein kann, hat gewonnen. Die Worte sollten nie in die Vergangenheit oder Zukunft, sondern nur auf das momentane Empfinden lenken. «Wie ist das jetzt? Ist das gut?» Ausgewählte sanfte Lieblingsmusik im Hintergrund sorgt für Entspannung und Gefühlsanregung.[6]

Um unsere eigene Vorstellung von einer erotischen und einer Vertrauen erweckenden Stimme zu checken, können wir Karins Fragebogen (S. 127) benutzen und ihn auf beliebige Personen unserer Wahl, zum Beispiel aus unserem Freundes- und Bekanntenkreis, anwenden.

Konflikte, Vertrauen, Aussprache

Schon während des ersten Verliebtseins können Spannungen zwischen den Partnern hochkommen, und je länger die Beziehung dauert, desto wichtiger wird das offene Gespräch. Ein tiefer oder erotischer Klang der Stimme, Komplimente und Zärtlichkeiten können einen Partner, der vor Eifersucht tobt oder dem bestimmte Verhaltensweisen «stinken», nicht beruhigen. Wir müssen uns da schon tiefer mit der Sache, uns selbst und dem Partner auseinander setzen.

Diese drei Faktoren – die Situation, ich und der andere – sind in der bewusst erlebten Gegenwart zwar eins, werden jedoch fast immer über die Vergangenheit, die persönliche Geschichte betrachtet und problematisiert. Jedes Streitgespräch bezieht sich irgendwie auf die Vergangenheit: «Du hast damals ...!» Das führt zu nichts. Auch nach fünfzigjähriger Ehe nicht. Es geht darum, die Vergangenheit abzuschneiden und sich auf die aktuelle Situation zu konzentrieren. Das ist nicht leicht, denn etwas unangenehm Störrisches in uns will immer Recht behalten.

Der erste, entscheidende und schwierigste Schritt ist deshalb in jeder Beziehung, einzulenken, die eigene Position wenigstens für einen Moment beiseite zu lassen, dem anderen und sich selbst so offen wie möglich zuzuhören. Ein Schlüssel dazu liegt in der einfachen Frage an den Partner: «Was sollte ich deiner Meinung nach tun, um die Situation zu ändern?» Diese Frage signalisiert zunächst einmal meine Bereitschaft, auf das Problem und Anliegen des Partners überhaupt einzugehen. Was ich dann entscheide und tue, steht auf einem anderen Blatt.

Die meisten Beziehungsprobleme und Streitereien entstehen ja durch die unterschiedlichen Gewohnheiten. Pünktlichkeit/Unpünktlichkeit, Frühaufsteher/Langschläfer, Nichtraucher/Raucher, kein Alkohol/Alkohol usw. Es geht immer wieder darum, dass der eine zugunsten des anderen seine Gewohnheiten ändern soll. Und dieser Kampf zieht sich oft über Jahrzehnte hin.

Können wir im Zusammensein und über das offene Gespräch lernen, uns selbst und uns gegenseitig so zu akzeptieren, wie wir nun einmal sind, mit all den «dummen» Gewohnheiten? Das wäre ein gewaltiger Schritt in Richtung Liebe. Doch tatsächlich geschieht das, wenn überhaupt, in einzelnen, kleinen Schritten. Was uns angewöhnt wurde und was wir uns angewöhnt haben, unsere Vorlieben und Abneigungen, das alles wird uns eines Tages durch den Tod genommen. Wir werden wieder nackt und arm an Gewohnheiten und Vorstellungen sein, wie bei der Geburt. Je eher wir im Zusammenleben mit unserem Partner jeden kleinlichen Widerstand und Eigensinn fallen und fahren lassen können, desto besser.

Doch geben wir dabei nicht unsere Würde und Freiheit als

Menschen auf? Wenn wir diese Qualitäten über Gewohnheiten definieren, dann ja. Aber die wären wir im Grunde doch gerne los. Die Sache ist vielschichtig und zugleich einfach. Wir wissen ganz genau, ob uns eine Partnerschaft in unserem Wesen unterdrückt oder befreit. Und dieses Thema sollte immer wieder angesprochen werden. So wie die Bestie im Film fragt: «Bist du glücklich bei mir?», so lautet die mindestens ebenso wichtige Frage an die Stimme des Herzens: «Bin ich glücklich mit dir?» Beides zusammen entsteht aus der Grundfrage: «Bin ich glücklich *mit mir*?»

Zum Thema Kommunikation zwischen Mann und Frau gibt es viele Bücher. Amerikanische Bestsellerautoren wie John Gray haben ein Gespür für Hollywood-Dramen und lassen die Frauen von der Venus und die Männer vom Mars kommen. Tatsächlich leben wir nun einmal auf der Erde, und die Unterschiede sind im positiven Sinne herausfordernd. Wir verständigen uns permanent und ganz gut. Der Geschlechterunterschied ist werbestrategisch aufgebauscht. In Wirklichkeit gibt es nur ein Hindernis: unsere Vorstellung, getrennt von allem und allen anderen zu sein. Und diese Vorstellung können wir durch die folgenden Übungen durchschauen und durchbrechen.

«Ich liebe dich!»

Das ist nach wie vor ein machtvoller Satz. Eine Oma kann ihn zu ihrem Enkelkind, eine junge Frau zu ihrem Ehemann, ein Kind zum Hund oder Teddybär sagen. Ist der Satz glaubwürdig? In einem Film würden wir uns die Person anschauen, die den Satz sagt. Zu wem sie es sagt, ist dabei zweitrangig. Wir achten auf die Quelle. Denn Liebe ist wie die Sonne, die auf einen Grashalm ebenso scheint wie auf den mächtigsten Politiker der Welt.

Wir wissen im Grunde, dass es so ist. Dennoch würden wir

den Satz, wenn überhaupt, nur zu wenigen Menschen sagen. Und das wäre die erste Übung mit diesem Satz. Wir sprechen ihn laut und deutlich aus und ergänzen ihn durch den Namen der Person oder des Wesens, zu dem wir am ehesten «Ich liebe dich!» sagen würden. Wir achten dabei auf unseren Tonfall und unsere Gefühle. Dann untersuchen wir den Effekt auf uns selbst mit weiteren Namen. Bei dieser Übung geht es also bereits um Selbsterforschung und nicht darum, den Klang der Stimme überzeugender zu gestalten. Es könnte durchaus sein, dass unsere Stimme von Tränen erstickt, ganz dünn oder zittrig wird. Doch damit sind Einsichten verbunden, die sich auf unsere Beziehung zu den angesprochenen Menschen, ja zu anderen überhaupt und zu uns selbst auswirken werden.

Nur wer sich selbst akzeptieren und lieben kann, kann andere ebenso lieben. Dieser Kernsatz aller Religionen, von unzähligen Ratgebern zum Klischee ausgewalzt, wird in der zweiten Version der «Ich liebe dich»-Übung zu einem gewagten Selbstversuch. Wir treten vor den Spiegel und sagen zu uns selbst: «Ich liebe dich!» Doch Achtung! Dies ist nicht als Affirmation gedacht. Wir reden uns nicht ein, dass wir uns selbst lieben, uns dann womöglich auch noch stark, gesund und jeder Situation gewachsen fühlen.

Derartige Affirmationen sind zwar auch aus dem Buch von Peter Kelder abgeleitet worden und erfreuen sich bei Fünf-»Tibeter«-Freunden einiger Beliebtheit. Es steht natürlich jedem frei, mit dieser Art von Selbsthypnose zu experimentieren. Doch ich möchte mit dieser Übung dazu anregen, aufrichtig zu erforschen, ob wir uns selbst tatsächlich lieben, und wie sich das ausdrückt. Damit sind weitere Fragen verbunden. Wer liebt hier wen oder was? Worin besteht diese Liebe? Wo kommt sie her, wo geht sie hin? Solche Fragen gehören ganz wesentlich zu dieser Art von Übung. Was aus ihr an Erkenntnissen erwächst, betrifft alle Lebensbereiche: Beruf, Partnerschaft, Erziehung, Gesundheit, Selbstfindung.

Bei der Zusatzübung «Ich … Ooommm … dich» geht es ebenfalls um eine Selbsterforschung und nicht vordergründig darum, den Klang der Stimme zu glätten oder überzeugender wirken zu lassen. Die Bedeutung des Wortes «liebe» in «Ich liebe dich» soll auch nicht verschwimmen, sich in einen alles und nichts sagenden Klang auflösen. Die Hypothese dieses Experiments ist: Das OM vertieft den Sinn des Satzes. Ob das stimmt, kann nur jeder selbst spüren. Die Idee dahinter: OM repräsentiert als Urlaut alle Funktionen und Äußerungen des Lebens, vom Atem bis zum Gebet – und darüber hinaus das Unaussprechliche, den Urgrund, die Stille. Wenn wir «Ich … Ooommm … dich» sagen und dabei genau beobachten, könnte es sein, dass das «Ich» und das «Dich» gewissermaßen in den Klang OM hineingezogen werden und darin geradezu verschwinden. Das zu erleben – nicht zu hoffen oder zu wünschen –, offenbart die Liebe in ihrer sonnengleichen, immer währenden Präsenz, jedes Ich und Du umfassend und zugleich übersteigend.

Zur «Ich liebe … Ooommm … dich»-Übung empfehle ich Ihnen, noch einmal Karins «Spiegelübung» ab Seite 132 zu lesen.

Gemeinsam singen

Wir sind auf einer Party mit etwa dreißig Leuten. Einige unterhalten sich, andere tanzen, etliche widmen sich dem Buffet und den Getränken, manche stehen ein wenig hilflos da. Die übliche Situation. Mal erscheint die Stimmung angeregt, mal eher öde. Da tritt jemand mit einer Gitarre auf und beginnt, ein Lied zu singen. Die Hintergrunds- oder Tanzmusik wird abgeschaltet. Die meisten Partygäste richten ihre Aufmerksamkeit jetzt auf den Sänger. Und der erreicht durch seine Art zu singen, durch die Auswahl bekannter Lieder und durch direkte Ansprache («Singt mit!») tatsächlich, dass immer mehr Menschen mitsingen oder still mitschwingen. Was hat sich verändert? Die Konzentration der Gäste ist jetzt auf *eine* – gemeinsame – Sache ausgerichtet.

Doch da ist noch mehr. Denn eine Begrüßungsrede des Gastgebers, eine Dia- oder Filmshow würden ebenso die Aufmerksamkeit der Menschen auf ein gemeinsames Objekt bündeln. Beim gemeinsamen Singen ist jedoch jeder kreativ beteiligt, freut sich an seiner Aktivität, geht darin auf, ohne sich besonders hervortun zu müssen. Solche Partys sind meist ein voller Erfolg. Das Prinzip wird auch in Managementtrainings angewendet.

Sollte keine Sängerin, kein Sänger zur Verfügung stehen, kann jeder Gastgeber einer Party oder Kommunikationstrainer das Stimm-Improvisationsspiel inszenieren, zu dem Karin gleich zu Beginn ihres Seminars anleitete (S. 90f.). Das kann durch eine CD unterstützt werden, auf der entweder nur ein Grundton erklingt oder ein einfaches Mantra gesungen wird. (CD-Tipps finden sich am Schluss unter «Tonträger».)

Was so viele Menschen, die sich kaum kennen, auf einer Party innerlich verschmelzen lässt, sollte doch wohl erst recht ein Paar in Harmonie bringen, das sich bereits längere Zeit ganz gut kennt. Nun ja, es gibt da gewiss Spannungssituationen, die verbal gelöst werden müssen, durch ein offenes Gespräch. Eine eher heitere Experimentierlaune bietet die beste Gelegenheit, sich mit dem (Ehe-)Partner auf die Singmeditation einzulassen. Musikalität ist dabei nicht gefordert. Es ist eine Meditation. Kritik an falschen oder schiefen Tönen (bei sich selbst oder dem anderen) hat hier nichts zu suchen.

Wir einigen uns darauf, einige Minuten gemeinsam das OM zu singen, zunächst mit geschlossenen Augen. Was wird daraus? Werden wir uns danach besser verstehen, leidenschaftlicher lieben, uns als eins fühlen? Solche Gedanken können auftauchen. Sie verschwinden auch wieder. Tatsache ist doch: Wir sind jetzt vereint in diesem Klang, ganz gleich, was daraus wird. Und wenn es uns gefällt, werden wir es wiederholen und vielleicht sogar regelmäßig ausprobieren. Auch in Variationen. Mal das OM singen, während wir uns in die Augen schauen. Mal aus dem OM spontan andere Silben oder kleine Melodien entstehen lassen, wie in einem Frage-und-Antwort-Spiel. Eine Garantie dafür, dass die Partnerschaft bis ins hohe Alter andauern und glücklich sein wird, lässt sich daraus nicht ableiten. Die stimmliche Vereinigung bringt die Seelen auf unbegreifliche Art zusammen, doch immer nur für den Moment.

Und schließlich – eigentlich nahe liegend, und doch fehlt oft der Impuls, es zu tun – legt man eine CD mit Musik auf, zu der beide Partner tanzen und mitsingen mögen. Körper, Geist und Seele freuen sich.

Die Stimme in der Erziehung

Klänge und Wörter prägen

Jeder Klang und jedes Wort prägen die Entwicklung des Kindes und beeinflussen sein zukünftiges Leben. Achten und ehren wir die geheimnisvolle Intelligenz des Lebens, seien wir als Eltern so bewusst wie möglich! Doch mögliche Folgen dessen, was wir sagen und tun, können wir nicht vorausberechnen. Allein schon der Versuch führt zu einer unnatürlichen Übervorsicht und Verkrampfung. Der Schlüssel ist: Achtsamkeit aus Liebe. Die Liebe zu unserem Kind kann so achtsam machen, wie wir es für uns selbst oft nicht sein können. Hier noch einmal kurz im Überblick die wichtigsten Punkte, die Karin ausführlicher in ihrem Seminar ansprach:

- Der Embryo im Mutterleib hört und empfindet mit. Ruhige, sanfte Wörter sind grundsätzlich besser als Geschrei und Wutausbrüche.
- Das Baby brabbelt, braucht aber von Erwachsenen keine Nachahmung, sondern einfache, sinnvolle Sätze.
- Das Kleinkind schreit. Sanfte Melodien und das OM wirken beruhigend.
- Das Kind ist trotzig, wie «besessen». Innerlich zentrieren, nicht «reagieren». Die Aufmerksamkeit des Kindes auf die aktuelle Gegenwart lenken.
- Das Kind ist «hyperaktiv». Interesse an Meditation (OM) wecken.

- Der Teenager kapselt sich ab. Das offene Gespräch suchen, ohne Druck oder versteckte Erpressung. Notfalls die Abgrenzung – bei eigener Offenheit und Bewusstheit – spiegeln.
- In der Schulklasse: Die Übung: Mit der Stimme verrückt spielen, dann still sein. Experimentierfreude wecken.

Vorsicht Ideologie!

Unsere Erziehung besteht darin, dass Ideen und Überzeugungen vermittelt werden: was gut und was schlecht, was richtig und was falsch ist. Nachdem Jahrhunderte lang alle möglichen engstirnigen Moralkonzepte mit eiserner Härte eingedrillt wurden, begann um 1970 herum plötzlich eine Gegenwelle in Nordamerika und Westeuropa: die antiautoritäre Erziehung. Die Kinder sollten selbst entscheiden, was und wie sie lernen wollten. Beides erwies sich im Nachhinein als untaugliches Extrem. Kinder brauchen einerseits klare Vorgaben und Grenzsetzungen, müssen aber zugleich deren Sinn verstehen und ein Gespür für die Freiheit der Entscheidung entwickeln können.

Erziehung geschieht in der Regel nicht stillschweigend-telepathisch, sondern vor allem über die Stimme. Und hier kann an der Schnittstelle von Wort und Klang ein Schlüssel zur wachen Intelligenz weitergereicht werden, in der Schule und auch zu Hause, in der Familie. Dieser Schlüssel besteht darin, zwischen Klang und Bedeutung zu unterscheiden.

Können wir einen Satz in unserer Sprache so wahrnehmen, als wäre er in einer uns unbekannten Sprache gesprochen? Können wir den reinen Klang von der Bedeutung abtrennen? Wenn jemand zu uns sagt: «Du bist dumm!», dann sind wir normalerweise innerlich betroffen, fühlen uns angegriffen, verletzt, verunsichert. Sagt dagegen jemand: *«Nonnün papoja»*, würden wir uns vielleicht nicht einmal angesprochen fühlen. Dabei ist die Bedeutung des koreanischen Satzes dieselbe wie die des deutschen. Die Verbindung zwischen dem Klang der Wörter und ihrer Bedeutung ist eine antrainierte Projektion des Verstandes. Es kann vor allem in emotional geladenen Situationen helfen, innerlich gelassen zu bleiben, wenn wir unsere Aufmerksamkeit stärker auf den Klang der Wörter richten. Die Projektion der Bedeutung läuft dann weniger automatisch ab. Wir werden uns bewusst: Es liegt an uns, wie wir einen Satz verstehen und darauf reagieren.

Dazu, wie wir Wörtern Bedeutung geben, können wir unserem Zögling ein verblüffendes Beispiel bieten. Es wirkt allerdings nur, wenn das Kind die Wörter lediglich hört, nicht liest. Aus welcher uns allen bekannten Sprache stammt der folgende Satz? «Mähen Äbte Klee? Äbte mähen nie Klee. Äbte beten.» Selbst wenn wir wahrheitsgemäß verraten, dass es sich um reines Hochdeutsch handelt, wird das Kind in der Regel nicht darauf kommen, was der Satz bedeutet. Ich vermute, dass die ungewöhnliche Lautfolge eine Art Verzerrung in der akustischen Wahrnehmung auslöst, entsprechend den optischen Tricks, bei denen Linien auseinander zu streben scheinen, obwohl sie nachweislich parallel verlaufen.

Gehen wir nun umgekehrt vom wortlosen Gesang in Richtung Lied und Wortbedeutung. Gesang öffnet die Herzen über alle Barrieren hinaus. Das ist die Hoffnung vieler Menschen, die in der Musik eine verbindende Weltsprache sehen. Leider kann Gesang aber auch zu Krieg und Hass mobilisieren. Dafür gibt es genug Beispiele. Es sind jedoch immer der Text und die in ihm enthaltene Ideologie, die da vergiftend wirken. Musik, Melodien und Gesang sind wie Wasser, an sich belebend und erfrischend, doch mit dem Gift der Ideologie versetzt gemeingefährlich.

Könnte der Klang OM nicht auch mit einem «Heil Hitler» kombiniert werden? Oder ist ausgerechnet dieser Klang gegen einen solchen Missbrauch resistent? Die hinduistische *Svastika* konnte sich jedenfalls nicht aus eigener Kraft dagegen wehren, als Hakenkreuz für eine Ideologie der Vernichtung missbraucht zu werden. Wir sollten uns ernsthaft und kritisch fragen, ob das OM für eine wie auch immer geartete totalitäre Ideologie eingesetzt werden könnte. Denken wir an das «Amen», mit dem kirchliche Inquisatoren ihre schrecklichen Todesurteile besiegelten. Hat der Klang OM tatsächlich aus sich heraus eine derart hohe Schwingung, dass er gleichsam alle «bösen Geister» vertreibt? Oder liegt es nicht vielmehr wiederum an unserer inneren Einstellung und Bewusstheit, was wir aus diesem Klang machen? Genügt es zu glauben, dass er heilig ist?

All diese Fragen sind Teil einer (Selbst-)Erziehung zu mehr Selbstverantwortung und Bewusstheit. Wenn sich beim Singen des OM Stille, Frieden und Kraft ausbreiten, dann können wir auch einmal darauf achten, von wo diese Qualitäten kommen. Vielleicht gibt es eine Wechselbeziehung zwischen der Form (OM) und dem formlosen Bewusstsein? Das herauszufinden, ist und bleibt eine Aufgabe für das ganze Leben. Gerade Jugendliche wollen durch Aufgaben herausgefordert werden, die alles Althergebrachte und Übernommene in Frage stellen. Wann und wie wird aus einem Klang Bedeutung? Das lässt sich am OM bestens erforschen und eröffnet ganz neue Perspektiven in Bereichen, die für junge Menschen beruflich und privat wichtig sind – Kommunikationsforschung, Marketing, Werbung, Selbstdarstellung in der Gruppe und gegenüber dem anderen Geschlecht.

Die Stimme in der Selbstheilung und Selbsterforschung

Hier sind zwei Bereiche verwoben, die ebenso gut auch getrennt voneinander behandelt werden könnten. Denn es gibt gewiss Menschen, die ein bestimmtes Leiden, wie zum Beispiel chronische Schmerzen, Antriebsschwäche oder Nervosität, durch eine Stimmtherapie loswerden wollen, ohne dabei an der Beantwortung der Frage «Wer bin ich wirklich?» interessiert zu sein. Und es gibt andere, die – auch auf Kosten ihrer Gesundheit, etwa durch halluzinogene Substanzen – unbedingt herausfinden wollen, wer sie sind.

Es ist jedoch wichtig, eine vielleicht überraschende, ja fast paradoxe Gemeinsamkeit von Selbstheilung und Selbsterforschung zu erkennen. Beide scheinen auf die eigene Person gerichtet zu sein und funktionieren dennoch nur, wenn das persönliche Interesse zugunsten des Ganzen in den Hintergrund rückt. Ein einfaches Beispiel: Wer um sein gesundheitliches Wohl allzu sehr besorgt ist, kann sich nur verkrampfen und wird sich zwangsläufig in Angst verengen. Und wer in seinen Gedanken ständig um die «eigene Erleuchtung» kreist, spinnt das Netz der Ich-Gefangenheit nur noch dichter.

Selbstheilung und Selbsterkenntnis geschehen – wenn überhaupt – im Entspannen und Loslassen. Im Einverstandensein mit dem, was ist. Das bedeutet keinesfalls, die Hände «ergeben in den Schoß» zu legen. Denn darin drückt sich eher eine passive Form des Widerstands aus. Wir werden durchaus engagiert die uns «ansprechenden» Mittel zur Heilung und Methoden der Selbsterforschung anwenden. Doch – wie Karin in ihrem Seminar bemerkte – nicht als ein verzweifeltes Greifen nach dem rettenden Strohhalm, sondern in Ergebenheit und Ehrfurcht vor der Unermesslichkeit des Lebens.

Die folgenden Übungen (eine kleine Auswahl aus einem vielfältigen Angebot) dienen sowohl der Selbstheilung als auch der Selbsterforschung. Sie werden hier nur skizziert und sind ausführlicher in Karins Seminar (ab S. 154) beschrieben.

Chakrasingen

- Wir sitzen oder stehen aufrecht und entspannt. Der Atem strömt ein und aus, tief und ruhig.
- Wir richten unsere Aufmerksamkeit auf das Wurzelchakra und singen einen tiefen Ton auf dem Vokal U. Empfinden wir eine Resonanz? Was geschieht da? Nur spüren und beobachten.
- Wir spüren in den Bereich unterhalb des Bauchnabels hinein, während wir einen etwas höheren Ton auf dem Vokal Ü singen.
- Wir konzentrieren uns zwei bis drei Minuten lang auf das jeweils höhere Energiezentrum in Solarplexus, Herzbereich, Kehlkopf, Stirn und Scheitel, intonieren immer höhere Töne (Tonleiter als Orientierung) auf den Vokalen O, A, Ä, E, I und achten dabei so still wie möglich auf den Atem, den Klang der Stimme, die körperlichen Empfindungen, Gefühle und Gedanken, ohne sie als gut oder schlecht zu bewerten.
- Wir können zu jedem Chakra eine Farbe visualisieren. Von unten nach oben.
- Wir können das Chakrasingen gemeinsam mit unserem Partner praktizieren, auch während wir ihm in die Augen schauen. Sollten spontan wiegende Bewegungen des Körpers und der Arme entstehen, einfach geschehen lassen.

- Nach zehn bis fünfzehn Minuten haben wir alle Chakren «durchsungen» und bleiben wenigstens fünf Minuten still sitzen.

Mit der CD *Chakra Chants* von Jonathan Goldman wird das Singen enorm unterstützt und inspiriert, allerdings auf zweiundsechzig Minuten ausgedehnt. Das Besondere ist hier, dass die Tonleiter (C-Dur) auf natürliche Frequenzen abgestimmt ist, die den genormten Tonhöhen eines Klaviers nur ungefähr, dafür aber bestimmten Grundschwingungen in Natur und Kosmos genau entsprechen. Goldman empfiehlt auch eine von Deepak Chopra angeregte Unterstützung der Chakra-Harmonisierung durch gesprochene Silben, den aus den *Veden* überlieferten Bija-Mantras. Diese können in einer Fünf-Minuten-Meditation als Mantram gesagt werden. Von unten nach oben lauten die Silben: Lam, Vam, Ram, Yam, Ham, Sham und OM.[7]

Emotional freier Chakra-Stimmausdruck

Mit der Zeit entwickelt sich ein Gespür für die Energie der verschiedenen Chakren. Wir neigen dann vielleicht dazu, die Verhaltensweisen und Stimmen anderer Menschen bestimmten Energiezentren zuzuordnen: «Wutausbruch, Ego, typisch, kommt aus dem dritten Chakra!» Statt andere in solche Kategorien einzuordnen, ist es sinnvoller, uns selbst wahrzunehmen. Dazu sammeln wir zunächst Musikstücke, die nach unserem Empfinden den sieben Zentren entsprechen. Dann ordnen wir je ein Musikstück einem Chakra zu und nehmen es in der Reihenfolge vom Wurzel- bis zum Kronenchakra auf Kassette oder CD auf.

Zunächst hören wir uns die sieben Stücke in einer stillen Meditation an, wobei wir unsere Gedanken und Gefühle beobachten. Die Musik verändert sich von rhythmisch-erdig in Richtung harmonisch-fließend. In weiteren Durchgängen lassen wir unserer Stimme freien Lauf. Es muss nicht laut und heftig beginnen und mit Stille aufhören. Warum sollte sich nicht ausgerechnet bei der sanften Musik zum Kronenchakra ein tiefes Schluchzen entladen? Alles darf sein! Sonst wäre es keine Selbsterforschung, sondern eine weitere Selbstregulierung. Und schließlich können wir ausprobieren, wie wir in Verbindungen mit den verschiedenen Chakren sprechen. Dazu nehmen wir ein- und denselben Satz oder lassen uns zu jedem Zentrum spontan etwas einfallen.

Obertonsingen

- Wir sitzen oder stehen aufrecht und entspannt. Der Atem strömt ein und aus, tief und ruhig.
- Wir lassen auf einem langen, tiefen Ton den Vokal U so langsam wie möglich in ein Ü und danach in ein I übergehen und lauschen auf eigentümliche Zwischenklänge, die so genannten «Obertöne». Je stärker wir sie wahrnehmen, desto besser werden wir sie zugleich hervorbringen. Es entsteht ganz automatisch ein Wechselspiel zwischen dem Lauschen und dem Stimmapparat.
- Wir können uns dieser Stimm-Meditation fünf oder auch fünfzig Minuten widmen. Schädliche Nebenwirkungen sind nicht bekannt. Vielmehr berichten viele Menschen von Stressreduktion, Schmerzlinderung, Verbesserung der Konzentrationsfähigkeit und sogar der Abwehrkräfte des Immunsystems.

- Je obertonreicher unsere Sprechstimme ist, desto voller und angenehmer klingt sie.
- Der Übergang U-Ü-I und zurück ist die einfachste und auf Anhieb effektivste Technik des Obertonsingens. Es gibt viele andere Möglichkeiten und Verfeinerungen, die in Kursen erlernt werden können.

Mantrasingen

Mantras bestehen aus Silben und Lauten oder kurzen Sätzen, die stets wiederholt werden. Sie können unterschiedlichen Zwecken dienen: Konzentration und Klarheit, Gesundheit, Glück, Wohlstand und Erfolg, Loslösung von Sorgen und Ängsten, Hingabe an Gott oder das Leben. Mantras können einschläfern oder wach machen, das Bewusstsein abschirmen oder öffnen. Sie können still gedacht, leise gemurmelt, laut rezitiert oder melodiös gesungen werden.[8]

Für uns Westler macht es zunächst vielleicht keinen großen Unterschied, ob wir nur den Laut OM intonieren oder auch noch ein paar weitere unbekannte Wörter aus dem Sanskrit anhängen. Es klingt alles gleich geheimnisvoll, und wir vertrauen darauf, dass uns nur positive, heilige Sätze vermittelt werden und nicht etwa «OM – das Leben ist widerlich». Tatsächlich können wir beruhigt sein. Die überlieferten indischen und tibetischen Mantras, zumal die im Westen bekannten, sind durchweg positiv. Die Frage ist: Sollten wir mehr auf ihre Bedeutung oder mehr auf den Klang achten? Ich bevorzuge den musikalischen Aspekt, weil er den Verstand mit seinen Wünschen und Interpretationen umgeht. Außerdem gibt es zu jedem berühmten Mantra wenigstens zehn unterschiedliche Übersetzungen. Doch immerhin geht es hier um sinnvolle Sätze, um Gebete. Inder und Tibeter verstehen unmittelbar ihren Sinn, so wie wir das Vaterunser verstehen. Sollten wir nicht wissen, was wir da singen?

Ich finde, das muss jeder selbst entscheiden. Wem es vor allem um die Bedeutung geht, der wäre allerdings mit einem Gebet oder einer Affirmation in deutscher Sprache näher an der Sache dran als mit einem «Om mani padme hum» plus gedachter, vager Übersetzung. Da sind die Vorschläge von Colonel Bradford zum Kreieren eines eigenen persönlichen Mantras hilfreich.

Diese Übung trifft bereits eine Vorentscheidung: Mantras, nicht still im Geist wiederholt (wie in der Transzendentalen Meditation) oder vor sich hin gemurmelt (wie in der Rezitation des *Rig-Veda*), sondern mit einer Melodie gesungen. Der Text kann in jeder beliebigen Sprache sein: Sanskrit, Tibetisch, einer indianischen Sprache, Deutsch. Dafür gibt es wunderbare Anregungen auf vielen CDs und in Singworkshops (s. Anhang). Ich möchte hier einige wichtige Mantras vorstellen, die mit dem OM beginnen. Wir können sie mit unserer eigenen, spontan improvisierten Melodie singen oder zur CD mitsingen:

1. Das Mantra des Medizinbuddha

Teyata om bekanze bekanze
maha bekanze radza samudgate soha.

Es ist so: Du, Medizinbuddha, bist der König und höchste Heiler. Bitte nimm die Krankheit, die Krankheit und die große Krankheit weg. Das ist mein Gebet.[9]

2. «Om namo …»

Om namo bhagavate vasudevaya.

Om ist der Name für das in mir, was sich der Einheit aller Dinge bewusst ist.[10]

3. «OM-A-Hum»

OM-A-Hum. May all the sentient beings, may all the world, may all the beings be in peace. Om mani padme hum.

Om–A-Hum. Mögen alle fühlenden Wesen und die ganze Welt in Frieden sein. Om, diese Welt ist der Lotus in meinem Herzen.[11]

Stimmkontemplation: «Ich, mein, mir»

In diesem Kapitel gab es bisher fast nur Übungen mit Gesang. Der Grund dafür ist einfach: Wenn wir reden, sind wir meist verstrickt in Meinungen, Überzeugungen, Standpunkte, Vergleiche mit anderen. Was uns stresst und unglücklich macht, ist letztlich unser eigener, enger «Kleingeist». Wörter, Wörter, Wörter. Sie kreisen unentwegt in unserem Kopf, drängen und platzen heraus. Immer mehr Menschen denken laut, ohne es zu bemerken. Da läuft jemand zur U-Bahn und spricht mit lauter Stimme … zu wem? Telefoniert er am Handy?

Sicher, es gibt auch viele Möglichkeiten, mit Wörtern und über die Sprechstimme zu heilen. Die beruhigende Stimme des

Arztes oder Therapeuten, die Stimme eines spirituellen Lehrers, der wir lauschen. Es gibt Sätze, mit denen wir uns selbst Mut zusprechen können.

Doch insgesamt misstraue ich der Stimme des Verstandes. Deshalb kann ich nicht guten Gewissens empfehlen, was in etlichen Ratgebern steht: Höre auf deine innere Stimme! Das ist mir viel zu vage und allgemein. Wer oder was spricht da? Sind wir etwa mit dieser «inneren» Stimme auf die Welt gekommen? Wohl kaum. Wenn es um Selbsterforschung geht, müssen wir allen Stimmen gegenüber kritisch sein, ob sie nun von außen oder innen kommen. Denn fast immer handelt es sich um irgendwelche Meinungen, Urteile, Ansichten, entweder als Live-Aufnahme oder Play-back (das innere Tonband). Deshalb spricht diese letzte Übung im Buch noch einmal die für den effektiven Einsatz unserer Stimme wichtigste Qualität an, nämlich das aufmerksame Hören.

Selbsterforschung endet nicht damit, dass man seine Vorlieben und Abneigungen erkennt. Sie endet wohl überhaupt nie – und das ist wunderbar. Ein nicht unerheblicher Einschnitt oder Sprung geschieht allerdings, wenn einem gewisse, in unserer Gesellschaft übliche Sätze nicht mehr selbstverständlich vorkommen. «Es ist mein gutes Recht …» «Ich war zuerst da …» «Das war meine Idee, und du hast …» «Es geht um meine Gesundheit, mein Seelenheil.»

Diese Beispiele aus dem alltäglichen Sprachgebrauch, in denen der Anspruch dieses mysteriösen Ichs gegen andere betont wird, können endlos fortgesetzt werden. Die Übung besteht darin, einige Sätze ein paar Minuten lang für sich laut zu sprechen und dabei alle Wörter, die auf einen selbst verweisen, zu betonen. Hier einige Vorschläge, die jeder beliebig variieren und ergänzen kann:

- *Ich* hatte doch Recht.
- *Meine* Meinung lass *ich mir* nicht nehmen.
- *Ich* bin der Überzeugung, dass …
- *Ich* liebe *meine* Tochter.

Viele Redewendungen vermeiden das direkte Ich durch ein vages «man»: «Man kann nicht allen gerecht werden.» Je mehr ich darauf achte, ob und warum ich – zum Beispiel aus Angst und Verlegenheit – auf das verallgemeinernde «man» ausweiche, desto mehr Verantwortung übernehme ich. Und dann, in einem viel weiter reichenden, unabmessbaren Schritt, kann die Erkenntnis kommen, wer oder was wirklich für alles verantwortlich ist. Doch zunächst einmal steht die Übung an: Wir achten auf «ich», «mein», «mir», sooft wie möglich, bei uns selbst und bei anderen.

Tipps bei Stimmproblemen

Heiserkeit, trockener Mund, keine Stimme

Vorbeugend: Täglich wenigstens zwei, besser drei Liter Wasser (nicht Kaffee oder Alkohol!) trinken. Wird die Stimme bei einem Vortrag oder einer langen Diskussion heiser, nicht räuspern, sondern leicht husten. Wasser trinken, Salbeipastillen lutschen. Ein bestätigendes «Mhm» auf Beiträge von anderen entspannt psychisch und körperlich, speziell den Stimmapparat. Hält die Heiserkeit länger als fünf Tage an, HNO-Arzt aufsuchen. Das gilt auch bei einem völligen Stimmverlust, der länger als vierundzwanzig Stunden dauert. Nicht flüstern! Das strengt die Stimmbänder übermäßig an. Fühlt sich der Mund plötzlich wie ausgetrocknet an – die Zunge scheint am Gaumen zu kleben –, und es ist kein Wasser in der Nähe, stellen wir uns vor, an einer Zitronenscheibe zu lutschen. Das regt den Speichelfluss an. Wenn morgens vor einem Vortrag die Stimme weg ist, keine Panik! Nicht husten oder flüstern, sondern warm duschen und entspannen. Wenn es sich nicht um eine akute Virusinfektion handelt – bei der der Arzt eventuell mit Medikamenten hilft –, kommt die Stimme meist wieder.

Die Stimme wird zittrig, brüchig oder überschlägt sich

Der Grund dafür sind meist Emotionen. Bei Nervosität und Wut zum Beispiel wird zu viel Luft eingesetzt. Ruhiges Atmen ist der Schlüssel. Bei einem Vortrag machen wir kürzere Sätze und benutzen die Punkte als Atempause. Wir erinnern uns an die mittlere Stimmlage. Vielleicht können wir ein «Hmm» einbringen, das uns auf diese «Indifferenzlage» einschwingt. Bewusst langsamer und tiefer sprechen. Bei persönlichen Gesprächen sollten wir möglichst gar nicht manipulieren, sondern unsere Stimme so akzeptieren, wie sie nun einmal als Ausdruck unserer Gefühle klingt. Was wir nicht zeigen wollen, kann im anderen gerade das auslösen, was wir uns im Grunde unseres Herzens wünschen.

Artikulation und Dialekt

Nicht wenige Menschen haben insgeheim Angst davor, mit ihrer Stimme lächerlich zu wirken. Klingt sie zu schrill oder «fiepsig»? Werden Silben verschluckt? Kommt ein bestimmter Dialekt zu stark durch? Ist die Ausdrucksweise nicht angemessen? Da vermischen sich verschiedene Bereiche – Klang, Artikulation, soziokulturelles Umfeld. Doch eigentlich hängt und hapert es am Selbstbewusstsein.

Verona Feldbusch ist ein prominentes Beispiel dafür, wie jeder aus scheinbaren Mängeln Tugenden machen kann. Ihre Stimme ist weder weich noch melodisch, ihr mangelhaftes Deutsch wurde von der Presse lächerlich gemacht, doch schließlich sogar zum Markenzeichen und Werbeslogan erhoben: Verona hat sich einfach nicht beirren lassen und auf ihre ganz eigene Art zu sprechen und zu wirken gesetzt. Zweifellos, es gibt eine äußere

Norm, die uns entmutigen und zusammenschrumpfen lassen kann. Doch wir können sie auch durchbrechen. Das betrifft einen weiten Bereich unserer stimmlichen Äußerung.

Nicht jeder kann Mängel im Ausdruck durch Selbstbewusstsein oder außergewöhnlichen Ehrgeiz aufwiegen. Gewisse Aussprachefehler lassen sich durch die in diesem Buch vorgeschlagenen Übungen beheben. Den Dialekt brauchen wir nicht krampfhaft zu verbergen. Er sorgt, solange die Wörter deutlich ausgesprochen werden, sogar für ein gewisses Charisma – Beispiel: die Fernsehserie *Der Bulle von Tölz*. Bei Störungen wie Stottern und Lispeln sollte jedoch unbedingt ein Arzt oder Stimmtherapeut konsultiert werden. Und ganz gleich, worin das Stimm- oder Sprechproblem besteht: Wirkt es auf Dauer psychisch belastend, verursacht es Angst, Nervosität, Depression, dann ist ebenfalls ein Arztbesuch nötig.

Was auch immer unsere Stimme beeinträchtigt, sollte nicht auf die leichte Schulter genommen werden. Die Stimme ist unser wichtigstes und feinstes Kommunikationsmittel, Produkt eines überaus komplexen organischen Zusammenwirkens von Muskeln und Nerven, von Körper, Geist und Seele. So wie wir bei der geringsten Störung unseres Seh-, Hör- oder Denkvermögens besorgt reagieren, sollten wir auch in Bezug auf unsere Stimme feinfühlig sein.

Die Sieben »Tibeter«

Im Folgenden werden zunächst die Fünf »Tibeter« beschrieben, wie sie viele Leser bereits kennen, allerdings mit einer kleinen Ergänzung, die nur das Ausatmen betrifft und nichts an den Übungen selbst ändert. Wir können (müssen aber nicht) mit einem Klang ausatmen. Dadurch wird das Atmen spürbarer, kontrollierter, bewusster und kann uns obendrein als Stimmtraining dienen. Den sechsten »Tibeter« empfehle ich als unbedenkliche Brücke zum siebten, der erst recht keinerlei schädliche Nebenwirkungen hat und auch jederzeit unabhängig von den anderen Riten praktiziert werden kann.

Der erste »Tibeter«

Entspannt stehen, Augen auf einen Punkt richten und zugleich das ganze Sichtfeld als Bild wahrnehmen. Einatmen immer durch die Nase, ausatmen durch den Mund. Füße auf dem Boden spüren. Arme ausbreiten. Erde und Himmel sind verbunden. Im Uhrzeigersinn drehen (drei- bis einundzwanzigmal). Bei jeder Drehung nach eigenem Rhythmus einatmen und ausatmen – wer mag, mit dem Klang «Ah-Hu!». In die Ausgangsposition zurückgekehrt, auf die in Augenhöhe zusammengeführten Hände schauen.

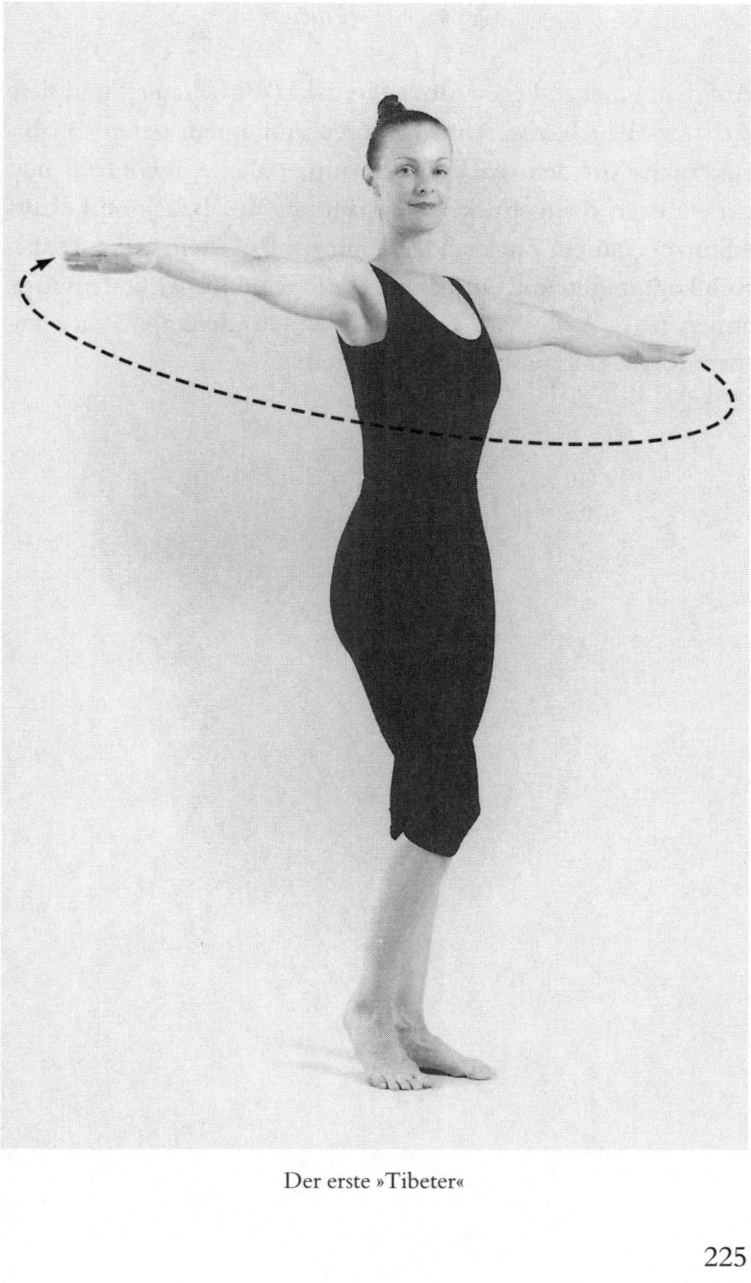

Der erste »Tibeter«

Der zweite »Tibeter«

Auf dem Rücken liegen. Bodenkontakt (Wirbelsäule!) und tiefe Atmung (Bauch, Zwerchfell!) spüren. Auf einem tiefen «Aaah!» ausatmen. Mit dem nächsten Einatmen Beine anwinkeln und gerade nach oben strecken. Anspannung der Bauchmuskulatur («Stütze») spüren. Zugleich das Kinn ans Brustbein ziehen, dabei Kehlkopf spüren und entspannen. Beine und Kopf mit dem Ausatmen (auf «Aaah» von oben nach unten gleiten) in die entspannte Ausgangsposition zurücklegen.

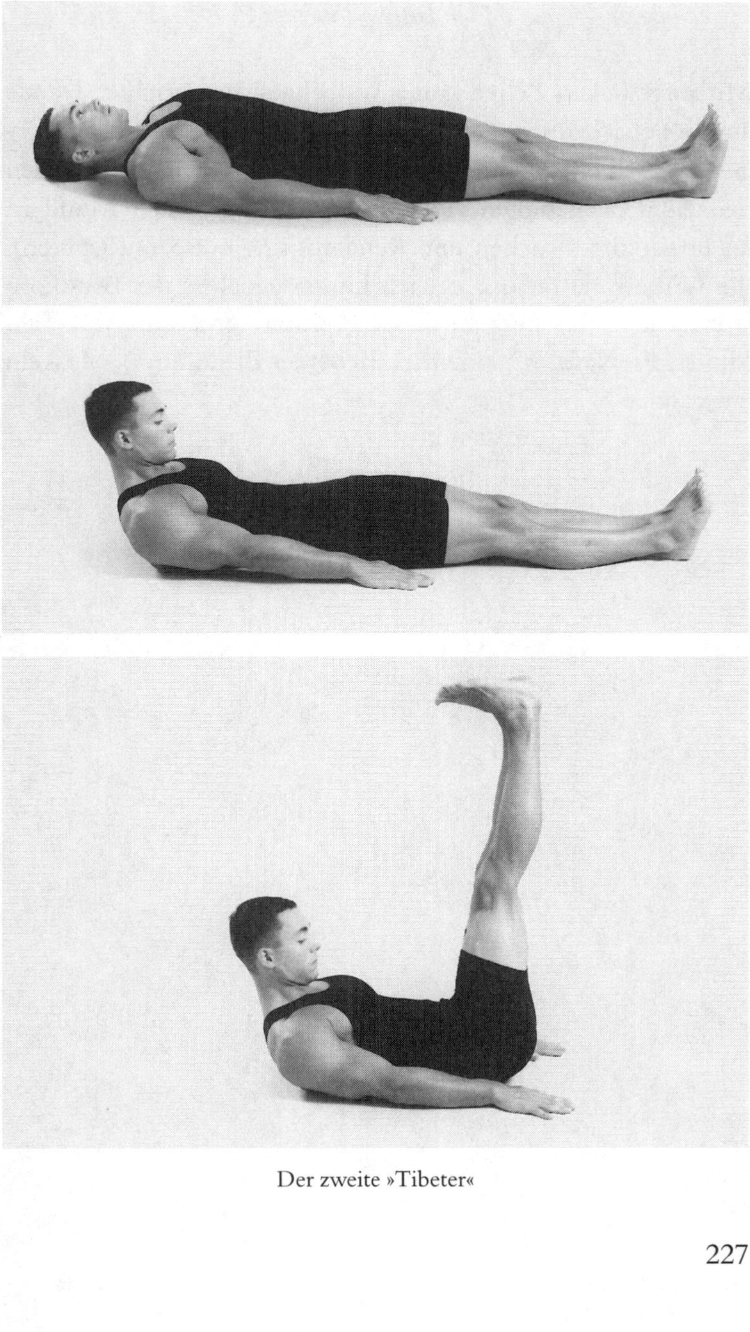

Der zweite »Tibeter«

Der dritte »Tibeter«

Mit aufgestellten Zehen knien, Wirbelsäule aufgerichtet, Hände an die Pobacken legen. Kinn zunächst auf das Schlüsselbein legen und dabei (summend) ausatmen, dann mit dem Einatmen den Kopf nach hinten zum Nacken bewegen. Der Mund ist leicht geöffnet, Rachen und Kehlkopf sind entspannt (spüren), die Wirbelsäule behutsam nach hinten gedehnt, der Brustkorb weitet sich. Nur kurz in dieser Position verharren. Ausatmen (durch die Nase, mit einem zufriedenen Brummton), Muskeln entspannen.

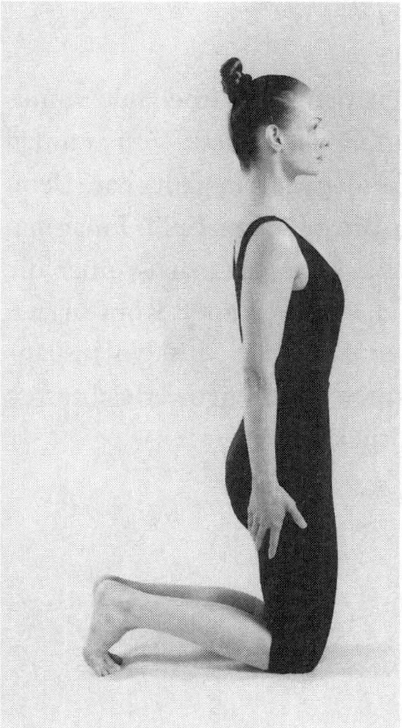
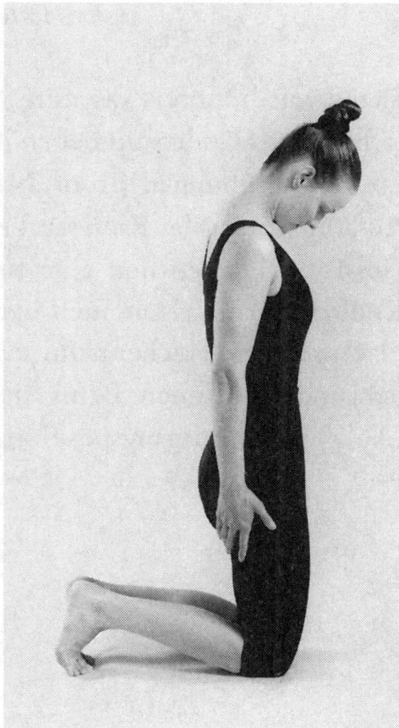
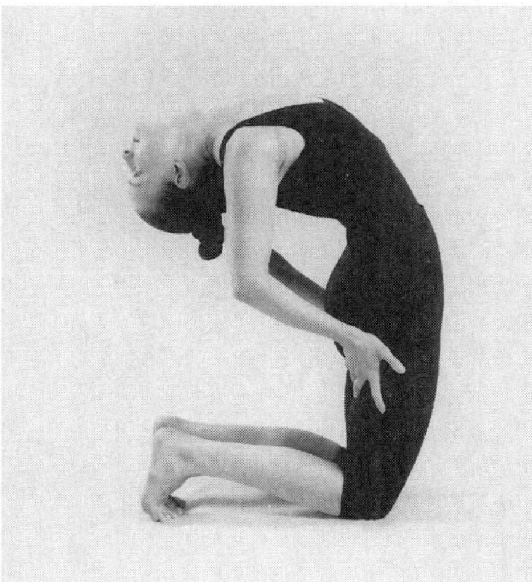

Der dritte »Tibeter«

Der vierte »Tibeter«

Sitzen mit hüftbreit ausgestreckten Beinen. Wirbelsäule aufgerichtet, die Hände sind neben dem Gesäß aufgestützt. Eventuell Lockerungsübungen (Kopf, Nacken) mit «Mamamama». Beim Ausatmen auf «Ma» Kinn sanft zur Brust senken. Beim Einatmen Gesäß hochheben und eine Brücke bilden (zunächst über die Kraft der Arme, dann auch über die Wirbelsäule). Kopf in den Nacken legen, Rachenraum spüren. Kurz alle Muskeln anspannen und entspannen. Beim Ausatmen (mit einem erleichterten «Ahh») in die Ausgangsposition zurückkehren.

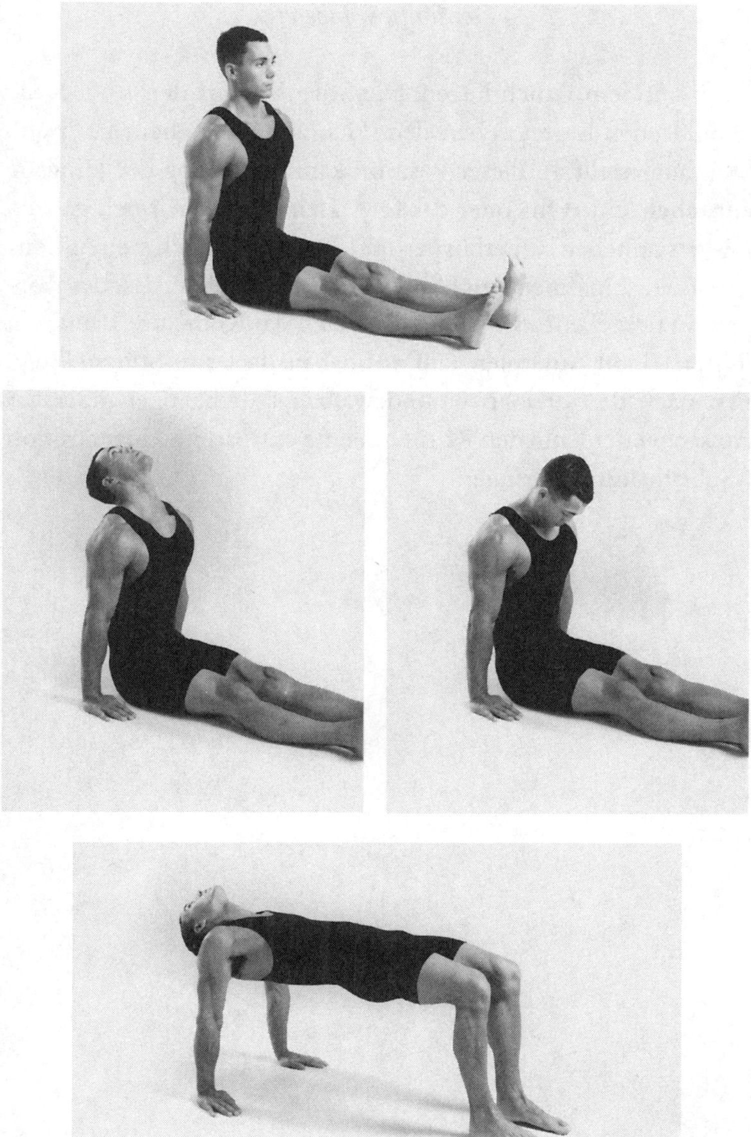

Der vierte »Tibeter«

Der fünfte »Tibeter«

Flach auf dem Bauch liegen. Die Stirn berührt den Boden, die Handflächen liegen neben dem Hals auf, die Zehen sind hüftbreit aufgestellt. In dieser Position kann ein Klang der Hingabe entstehen, ein «Oh» oder das OM. Beim Ausatmen den ganzen Körper anheben, Oberkörper und Kopf sanft nach hinten beugen. Beim Einatmen den Hintern so weit anheben, dass der Körper ein umgekehrtes V bildet. Zugleich das Kinn zum Brustbein führen. Beim Ausatmen (auf «Ahh») in die erste Stützstellung. Erst nach den drei bis einundzwanzig Durchgängen über das Aufsetzen der Knie den Körper in eine entspannte Liegeposition («Schlafhaltung») bringen.

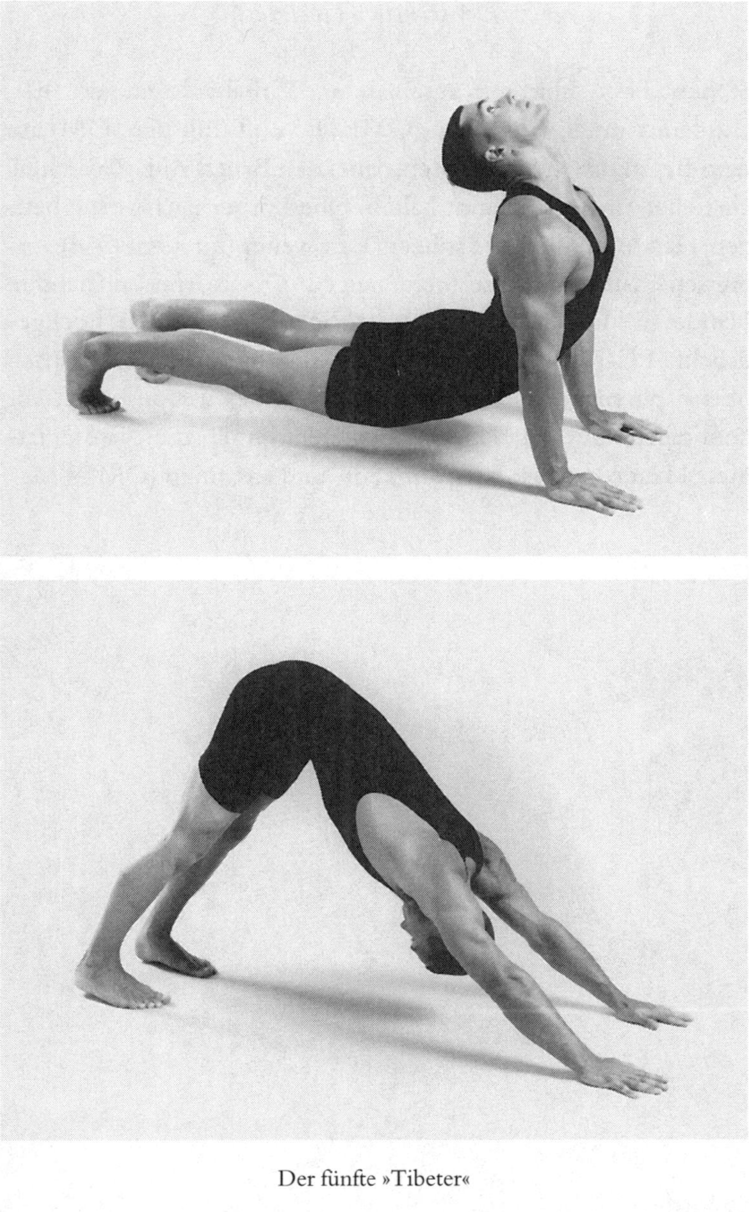

Der fünfte »Tibeter«

Stehen, Füße hüftbreit auseinander, Wirbelsäule aufgerichtet, entspannt atmen. Ausatmen (OM). Die Luft (mit dem OM) aus dem Brustkorb strömen lassen, dabei den Bauch zum Zwerchfell einziehen und angespannt halten. Oberkörper nach vorne beugen, Hände auf die Knie stützen. Luft weiter (mit dem OM) auspressen. Kinn zum Brustbein neigen. Oberkörper aufrichten, Hände in die Hüften stemmen. Schultern werden hochgedrückt. PC-Muskel anspannen. «Magenhub» und Sog «nach oben» spüren, geschehen lassen. Atemnot bewusst aushalten. Vor dem Einatmen den Bauch entspannen. Durch die Nase einatmen, Hände lockern, entspannt ein- und ausatmen (OM).

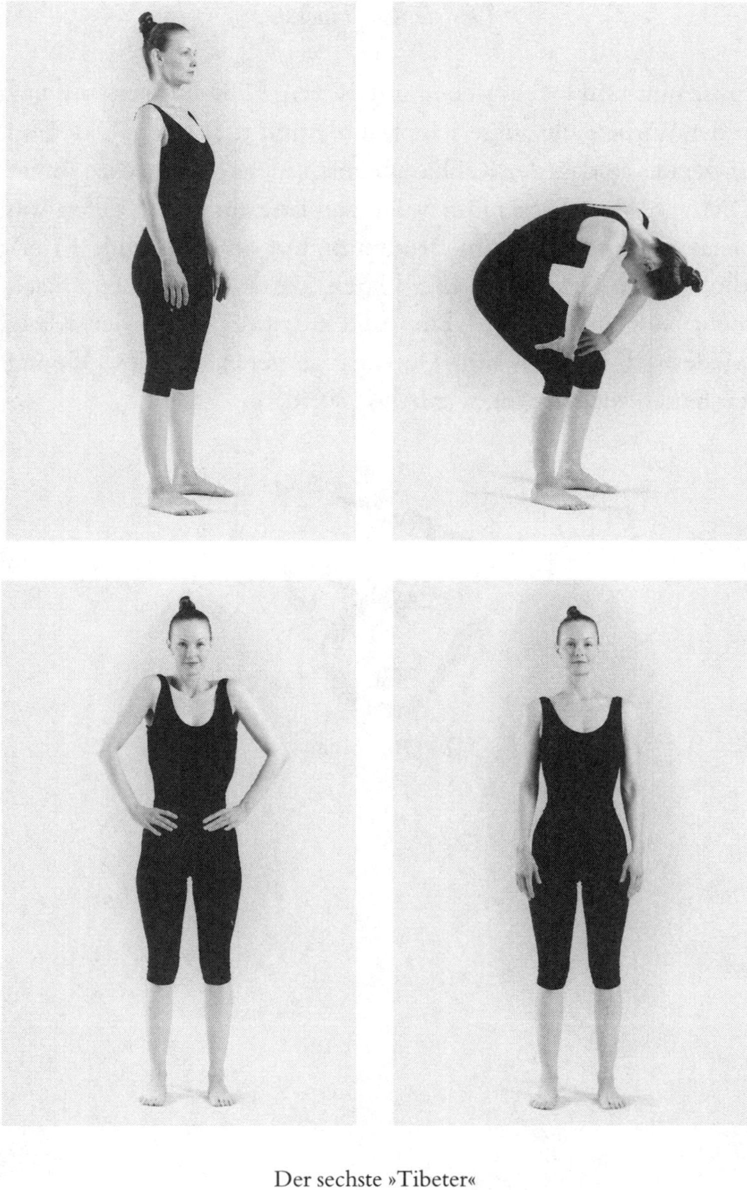

Der sechste »Tibeter«

Entspannt und locker stehen oder sitzen, Füße hüftbreit auseinander, Wirbelsäule aufgerichtet, ruhig und tief atmen. Das Kinn ist gerade, so dass der Kehlkopfbereich nicht beengt wird. Beim OM wird das O etwa fünf Sekunden lang auf einem tiefen Ton gehalten, es schwingt im Brustraum. Das anschließende M erklingt zehn Sekunden lang durch die Nebenhöhlen. Nach mehrmaligem, ruhigem Ein- und Ausatmen wird der Klang wiederholt. Drei bis fünf Durchgänge genügen. Diese Übung kann mehrmals am Tag wiederholt werden.

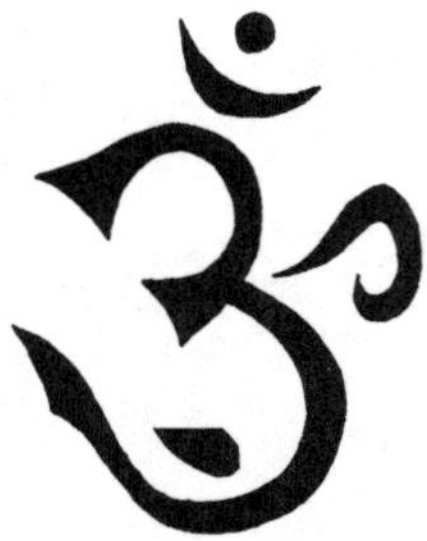

Das OM-Symbol

ANHANG

Anmerkungen

Einleitung

1 Kelder, Peter: *Die Fünf »Tibeter«*®. Scherz Verlag, 1999, S. 65

1 Eine kleine Geschichte der Stimme

1 Quelle: Bethge, Philip: *Die Musik-Formel.* In: *Der Spiegel*, Nr. 31, 2003, S. 140
2 Uccusic, Paul: *Der Schamane in uns. Schamanismus als neue Selbsterfahrung, Hilfe und Heilung.* Goldmann Verlag, 1993, S. 45
3 Ebd., S. 15
4 Crowley, Vivianne: *Wicca. Die Alte Religion im Neuen Zeitalter.* Edition Ananael, 1993, S. 123, «Hexenrune» S. 122. Einen eher spielerischen Umgang mit Zaubersprüchen und Magie vermittelt Ulrike Asher: *Das Buch der Magie für Hexen und Zauberlehrlinge.* Scherz Verlag, 2002
5 *Chandogya Upanishad* 1.1.1-3. In: Thieme, Paul (Hrsg.): *Upanishaden.* Reclam Verlag, 1966, S. 11
6 Ebd., S. 15
7 Ebd., S. 14
8 Zum Thema OM und Nichtdualität/Advaita vgl. auch Salvesen, Christian: *Advaita. Vom Glück, mit sich und der Welt eins zu sein.* O.W. Barth Verlag, 2003, S. 26-27
9 Berendt, Joachim Ernst: *Nada Brahma. Die Welt ist Klang.* Rowohlt Verlag, 1993, S. 40
10 Vgl. u.a. Fuhrmann, Manfred: *Die antike Rhetorik.* Artemis & Winkler Verlag, 1995, und: www.uni-tuebingen.de/uni/nas/definition/rhetorik.htm
11 Quelle: Deutsches Rundfunkarchiv
12 Quelle: Angerer, Jo: «Schlacht um Herzen und Hirne». In: www.uni-muenster.de
13 Ebd.
14 Ebd.
15 Quelle: Festenberg, Nikolaus von: «Magie des Schreckens». In: *Der Spiegel,* Nr. 42, 2003, und Lanzmann, Claude: *Sobibor,* TV-Sendung, WDR, 15.10.2003
16 Quelle: www.quarks.de; Archiv zur Sendung über Stimme in der Serie «Quarks & Co», gesendet im WDR, Januar 2003

2 *Mantram: Der siebte Ritus*

1 Diese und die folgenden Seitenangaben beziehen sich auf Peter Kelders *Die Fünf »Tibeter«®*. In diesem Kapitel stammen nur die als Zitat ausgewiesenen Aussprüche von Kelder. Etliche Beschreibungen und Gespräche aus dem Himalaja-Klub habe ich dazuerfunden, um bestimmte Punkte anschaulicher und lebendiger zu gestalten, aber auch um kritische Stimmen zu Wort kommen zu lassen.

2 Vgl. Kelder, S. 60

3 Quelle: www.Gutenberg-Projekt.de, Verfasser unbekannt

4 Vgl. Kelder, S. 51f.

5 Vgl. auch Teschke, Leonie Gisela: *Der Weg zur Schönheit mit den Fünf »Tibetern«®*. Scherz Verlag, 2003

6 Mulford, Prentice: *Vom Sinn und Unfug des Lebens und Sterbens.* Fischer Taschenbuchverlag, 1977

3 *Ein Stimmseminar*

1 Das beschriebene Seminar ist fiktiv, von mir erfunden, zum Teil auf der Basis eigener Workshops, die ich zwischen 1986 und 1993 leitete. Übereinstimmungen mit existierenden Seminaren beziehungsweise «echten» Stimmtrainern wären unbeabsichtigt und zufällig.

2 Die sensationellen Aufnahmen stammen von der Technischen Hochschule Aachen und wurden in der TV-Sendung *Quarks & Co*, «Unsere Stimme» (WDR, Januar 2003), erstmals öffentlich gezeigt. Sie sind als Videoclip unter www.quarks.de/dyn/6827.phtml zu sehen.

3 Quelle: Thimm, Katja: «Jeden Tag ein neues Universum». In: *Der Spiegel,* Nr. 43, 2003, S. 198-210

4 Ebd.

5 Zum Thema emotionale «Besessenheit» empfehle ich folgendes Buch von Barry Long: *Nur die Angst stirbt.* Kontextverlag, 1996

6 Zu Aufmerksamkeitsstörungen gibt es inzwischen viele Bücher. Eine kleine Auswahl finden Sie unter «Literatur».

7 «‹Die erste wichtige Sache, die man mich lehrte, nachdem ich in das Kloster eingetreten war›, sagte der Colonel, ‹war dies: Der Körper hat sieben Energiezentren, die man sich als wirbelnde Kraftfelder vorstellen kann. Die Hindus nennen sie *Chakren.* Das sind kraftvolle elektrische Felder, unsichtbar für das Auge, aber nichtsdestoweniger sehr real.
Diese sieben Energiewirbel regieren die sieben Hormondrüsen des endokrinen Systems, die wiederum alle körperlichen Funktionen beeinflussen, darunter auch den Alterungsprozess.›» Kelder, S. 15. Zu den Chakren vgl. auch Salvesen, Christian: *Der Sechste »Tibeter«.* Scherz Verlag, 2001, S. 72-95.

8 Dies gilt für die Ayurvedabehandlung nach Maharishi Mahesh Yogi, zum Beispiel im Maharishi-Ayur-Veda-Gesundheits- und Seminarzentrum Bad Ems. Auch der indi-

sche Ayurvedaheiler und spirituelle Lehrer Dr. Shri Balaji També singt im Rahmen seiner Behandlung, die er regelmäßig in Deutschland anbietet, indische spirituelle Lieder *(Bhajans)* und Mantras. CDs: Secrets of Ayurveda (També): *Healing Music for Energy, Healing Music for Relaxation.* Windpferd

9 Dieses Mantra findet sich zum Beispiel auf der CD Deva Premal: *Embrace.* Medial/Silenzio. Es ist nicht schwer, dabei mitzusingen. Die Übersetzungen sind übrigens recht unterschiedlich. Eine andere Version lautet: «Geliebter Buddha der Heilung, bitte schneide die Wurzeln des Leidens und der Krankheit ab.»

10 Im Unterschied zu Karin ist Pyar Troll nicht erfunden. Sie existiert wirklich und hat mir die Fragen auch so beantwortet, wie es im Buch wiedergegeben ist. Ihre Bücher sind in der Literaturliste angegeben, ihre Website ist www.pyar.de.

11 *Satsang* ist Sanskrit und bedeutet «Zusammensein in der Wahrheit». Mehr dazu in: Bittrich, Dietmar/Salvesen, Christian: *Die Erleuchteten kommen.* Goldmann Verlag, 2002, und Salvesen: *Advaita.*

4 Die Übungen

1 Gutzeit, Sabine F.: *Die Stimme wirkungsvoll einsetzen.* Beltz Verlag, 2003, S. 28

2 Vgl. Gutzeit, S. 18

3 Die Charakterisierung ist unterschiedlich: Die einen sprechen von «weich» (wie Heike Klepper, http://iwk.mdw.ac.at/instrumentenkunde/dokumente/menschliche_Stimme. htm), andere von «fest» (Gutzeit, S. 63).

4 Vgl. Gutzeit, S. 67

5 Vgl. dazu Karins Beispiel, wie man es möglichst nicht machen sollte, in «Ein eigenartiger Vortrag» sowie die Literatur zur Präsentation beziehungsweise zur angewandten Rhetorik.

6 Mehr dazu in Salvesen: *Der Sechste »Tibeter«®,* Kap. 8 «Sex oder Liebe?», S. 142-168

7 Siehe «Tonträger» im Anhang und die Abbildung der Chakren auf S.165.

8 Kelders Unterscheidung zwischen Mantra (nur gedacht) und Mantram (gesprochen oder gesungen) ist durchaus sinnvoll, aber so ungebräuchlich, dass ich hier nur «Mantra» verwende.

9 Textversion aus dem CD-Booklet von Deva Premal: *Embrace.* Dazu Track 8, «Teyata» (neun Minuten)

10 Ebd., Track 2, «Om Namo Bhagavate» (sieben Minuten)

11 Tibetan Secrets: *The Flow of Love. Bäken* (CD 3), Track 1 (vier Minuten)

Literatur

Zu den Fünf »Tibetern«®

Gillessen, Brigitte: *Das Energieprogramm der Fünf »Tibeter«®,*. Scherz Verlag, 1997

Gillessen, Wolfgang und Brigitte: *Erfahrungen mit den Fünf »Tibetern«®,. Neue Einblicke in das alte Geheimnis.* Scherz Verlag, 1997

Kelder, Peter: *Die Fünf »Tibeter«®,*. Scherz Verlag, 1999

Die Fünf »Tibeter«®,. Das Begleitbuch. Scherz Verlag, 2000

Lanz, Arnold H.: *Fitness und Entspannung mit den Fünf »Tibetern«®,*. Scherz Verlag, 1998

Lanz, Arnold H.: *Die Fünf »Tibeter«® für ein langes Leben. Der Königsweg zu mehr Lebensfreude und Vitalität.* Scherz Verlag, 2001

Magyarosy, Maruscha: *Das heilende Ja. Die Fünf »Tibeter«®,-Körpermeditation.* Scherz 2001

Magyarosy, Maruscha: *Das Paradies ist in dir.* Scherz Verlag, 1999

Magyarosy, Maruscha: *Intelligenz des Herzens durch die Fünf »Tibeter«®.* Scherz Verlag, 1997

Salvesen, Christian: *Der Sechste »Tibeter«®,. Das Geheimnis erfüllter Sexualität.* Scherz 2002

Teschke, Gisela Leonie: *Der Weg zur Schönheit mit den Fünf »Tibetern«®.* Scherz Verlag, 2003

Zu Stimme, Rhetorik und Atmung

Allhoff, W.: *Rhetorik und Kommunikation.* Bayerischer Verlag für Sprechwissenschaft, 2000

Amon, Ingrid: *Die Macht der Stimme. Persönlichkeit durch Klang, Volumen und Dynamik.* Überreuter Verlag, 2000

Coblenzer, Horst / Muhar, Franz: *Atem und Stimme. Anleitung zum guten Sprechen.* ÖBV Pädagogischer Verlag, 2002

Eckert, Hartwig / Laver, John: *Menschen und ihre Stimmen.* Beltz Verlag, 1994 (mit CD)

Fuhrmann, Manfred: *Die antike Rhetorik.* Artemis & Winkler Verlag, 1995

Gundermann, Horst: *Heiserkeit und Stimmschwäche – ein Leitfaden zur Selbsthilfe, wenn die Stimme versagt.* G. Fischer Verlag, 1995

Gutzeit, Sabine F.: *Die Stimme wirkungsvoll einsetzen.* Beltz Verlag, 2003 (mit Übungs-CD)

Hammann, Claudia: *Stimme – mehr Ausdruck und Persönlichkeit.* Gräfe & Unzer Verlag, 1997

Kofler, Leo: *Die Kunst des Atmens.* Breitkopf & Härtel Verlag, 1992

Kürsteiner, P.: *Reden, vortragen, begeistern.* Beltz Verlag, 2002

Iding, Doris: *Für mehr Lebensenergie. Bewusstes Atmen.* Südwest Verlag, 2000

Lodes, Hiltrud: *Atme richtig – Der Schlüssel zu Gesundheit und Ausgeglichenheit.* Goldmann Verlag, 2000

Mathelitsch, Leopold / Friedrich, Gerhard: *Die Stimme: Instrument für Sprache, Gesang und Gefühl.* Springer Verlag, 1995

Nollmeyer, Olaf: *Die eigene Stimme entfalten.* Kösel Verlag, 1998
Reusch, Fritz / Hey, Julius: *Die Kunst des Sprechens.* Schott Verlag, 1997
Rossié, Michael: *Sprechertraining – Texte präsentieren in Radio, Fernsehen und vor Publikum.* List Verlag, 2000
Spitzer, Manfred: *Musik im Kopf.* Schattauer Verlag, 2002
Stengel, Ingeburg/Strauch, Theo: *Stimme und Person.* Klett-Cotta Verlag, 2002

Zu Klang, Musik und Heilung

Berendt, Joachim-Ernst: *Nada Brahma. Die Welt ist Klang.* Rowohlt Verlag, 1993
Berendt, Joachim-Ernst: *Das Dritte Ohr. Vom Hören der Welt.* Rowohlt Verlag, 1998
Berendt, Joachim-Ernst: *Ich höre, also bin ich.* Goldmann Verlag, 1993
Bethge, Philip: «Die Musik-Formel». In: *Der Spiegel*, Nr. 31, 2003
Merritt, Stephanie: *Die heilende Kraft der klassischen Musik.* Kösel Verlag, 1998
Ortiz, John M.: *Das Tao der Musik. Die geheime Macht der Musik.* O.W. Barth Verlag, 1999
Reimann, Michael: *Entdecke die Musik in dir.* Kösel Verlag, 1998
Tomatis, Alfred: *Das Ohr des Lebens.* Walter Verlag, 2000

Zur Aufmerksamkeitsstörung

Abrams, Karl J. / Ludwig, Hans: *ADHD. Aufmerksamkeitsstörungen und Hyperaktivität bei Kindern und Erwachsenen. Alternativen zur medikamentösen Behandlung.* AV-Publ., 2000
Aust-Claus, Elisabeth / Hammer, Petra-Marina / Claus, Dieter: *Das A.D.S.-Buch. Aufmerksamkeits-Defizit-Syndrom. Neue Konzentrations-Hilfen für Zappelphilippe und Träumer.* Oberstebrink Verlag, 2002
Neuhaus, Cordula: *Das hyperaktive Kind und seine Probleme.* Urania Verlag, 1998
Simonssohn, Barbara: *Hyperaktivität.* Goldmann Verlag, 2001

Weitere (zitierte oder erwähnte) Literatur

Bittrich, Dietmar/Salvesen, Christian: *Die Erleuchteten kommen.* Goldmann Verlag, 2002
Crowley, Vivianne: *Wicca. Die Alte Religion im Neuen Zeitalter.* Edition Ananael, 1993
Long, Barry: *Nur die Angst stirbt.* Kontextverlag, 1996
Mulford, Prentice: *Vom Sinn und Unfug des Lebens und Sterbens.* Fischer TB, 1977
Salvesen, Christian: *Advaita. Vom Glück, mit sich und der Welt eins zu sein.* O.W. Verlag, 2003
Thieme, Paul (Hg.): *Upanishaden,* Reclam Verlag, 1966
Thimm, Katja: «Jeden Tag ein neues Universum». In: *Der Spiegel,* Nr. 43, 2003
Troll, Pyar: *Reise ins NICHTS – Geschichte eines Erwachens.* J. Kamphausen Verlag, 2000
Troll, Pyar: *Poesie der Stille, Tanz des Lebens.* J. Kamphausen Verlag, 2002
Uccusic, Paul: *Der Schamane in uns. Schamanismus als neue Selbsterfahrung, Hilfe und Heilung.* Goldmann Verlag, 1993

CDs/Tonträger

Zu den Chakren allgemein

Bollmann, Christian: *Heilende Klänge.* Lichthaus-Musik
Goldman, Jonathan: *Chakra-Chants.* Etherean/Silenzio
Kamal: *Chakra Breathing.* New Earth/Silenzio
Motal, Hannes: *Die Fünf »Tibeter«®. Musik pur für Bewegung, Tanz und kreative Entspannung.* Scherz Verlag
Osho/Deuter: *Kundalini Meditation.* New Earth/Silenzio
Santo: *Oberton Chakra Meditation.* Osho Verlag

Zum ersten bis dritten Chakra

Asher, James: *Feet in the Soil.* New Earth/Silenzio
Flatischler, Reinhard: *Schinore, Coreana, Drumming Together, Ketu, Layers of Time.* Alle: Intuition/SMV
Roth, Gabrielle: *Bones, Initiation, Ritual, Trance, Waves* u.a. Alle: Raven/ZYX
V.A.: *Tribal Beats From Planet Earth.* Blue Flame/BMG

Zum vierten und fünften Chakra und Mantras

Deva Premal: *The Essence, Love Is Space* u.a. Prabhu/Silenzio
Leela: *River of Silence.* Bestellung über silenceMedia@gmx.de und silenceMedia, Postfach 710811, 81458 München
Magic Earth: *Women of Power & Grace.* New Spirit/EMI-Elektrola
Miten: *Blown Away* u.a. Prabhu/Silenzio
Tibetan Secrets: *Die Musik zu den 7 Tibeterinnen.* (3 CDs) Medial/Silenzio

Zum sechsten und siebten Chakra und Mantras

Al Gromer Khan/Amelia Cuni: *Monsoon Point.* New Earth/Silenzio
Chaurasia, Hari Prasad: *Raags Yaman & Shivaranjani.* (Indische Flöte) Chhanda Dhara/Silenzio
Crystal: *Bluegreen.* AIM/Silenzio
Gorn, Steve: *Parampara.* (Indische Flöte) Wergo/SMD
Gyuto Monks: *Freedom Chants.* Ryko/Intuition
Vetter, Michael & The Overtone Choir: *Ancient Voices.* Wergo/SMD

Kontakt- und Internetadressen

Sprechtraining und Rhetorik

Birgit Abrameit / VoiceCoaching: Verbesserung der Stimmleistung, Rhetorik, spezielles Stimmtraining für Frauen: «Powerfrauen piepsen nicht». Anschrift: Eckdahl 31E, 21614 Buxtehude, Tel. 0179/22 00 504,
E-Mail post@birgitabrameit.de, www.digolo.de/birgitabrameit

Ulrike Buchs-Quante: individuelle Stimmtrainings (Stimmberatung, Stimmdekodierung, Rhetorik, Atem, Intuitionstraining). Anschrift: Korfiz-Holm-Str. 21, 81245 München, Tel. 089/81 03 93 61,
E-Mail u.buchs-quante@voicepower.org.www.voicepower.org

Fromm Management-Seminare: «Gespräche zielorientiert steuern», «Rhetorik im Beruf», «Mit der Stimme überzeugen». Anschrift: Stadtdeich 5, 20097 Hamburg, Tel. 040/30 37 644, E-Mail info@fromm-seminare.de, www.fromm-seminare.de

Franziska Fuchs: Resonanz-, Sprech- und Rhetoriktraining («Ihr Körper redet mit», Stimm- und Sprechtraining, Ausdruckskraft stärken, positiver Selbstausdruck). Anschrift: Lichtenberstr. 20, 60433 Frankfurt a.M., Tel. 069/53 28 07, E-Mail fuchs@resonanz-online.de, www.resonanz-online.de

Sabine F. Gutzeit: Logopädin und Sprechererzieherin (DGSS). Anschrift: Am Steinberg 5, 85110 Biberg, E-Mail mail@sabine-gutzeit.de, www.sabine-gutzeit.de

Knill, Markus: www.rhetorik.ch

Dr. Georg Kwiatkowski: Entfaltung der Stimme, emotionale Tragkraft, Wechselspiel von Atmung, Bewegungsfluss und Kommunikationsabsicht, «Sprechen, Singen, erfolgreich auftreten». Anschrift: Südendstr. 13, 12169 Berlin, Tel. 030/79 12 706,
E-Mail g.kwiatkowski@gmx.de, www.drkwiatkowski-seminare.de

Christian Salvesen und Ieva Gaidulis: Kommunikationstraining und Präsentation in Englisch. Tel. 080 24/47 71 47, www.transform-communication.com

Ganzheitliche Stimmarbeit

Karl Adamek: Lauschendes Singen, Meridian-Singen, Psychoresonanztraining, Canto-Verlag. Anschrift: Alexanderstr. 1, 44137 Dortmund, Tel. 02 31/16 55 745, E-Mail info@cantoverlag.de oder adamekk@uni-muenster.de, www.karladamek.de

Rudolf Adamek: Voice-Power-Methode, therapeutisches Obertonsingen. Tel. 0 99 21/90 55 13, E-Mail rudolfadamek@yahoo.com

Romeo Alavi Kia: Integratives Stimmtraining, Finden der eigenen Frequenz. Anschrift: Mariahilfer Str. 76/7/73, Tel. 00 43/1/52 22 56 19, E-Mail office@alavikia.com

Nika Bär und Alain Schildknecht: «Die heilende Kraft der Stimme», «Welt der Klänge», «Stimme und Gefühle». Anschrift: Oberdorf 44 B, CH-9043 Trogen, Tel. 0041/71/ 340 06 09, E-Mail info@vitaswiss.ch, www.vitaswiss.ch

Christian Bollmann: Obertonmusiker, Seminar- und Chorleiter, Lichthaus-Musik. Tel./Fax 02 293/70 31, www.lichthaus-musik.de

Silvia Purnima Brejcha: Voice Dialog nach Hal und Sidra Stone,Voice Dialoge Center Wien. Anschrift: Boschstr. 41/4/14, A-1190 Wien, Tel. 00 43/1/370 46 39, E-Mail Sylvia.Brejcha@voicedialoguecenter.at, www.voicedialoguecenter.at

Deva Premal und Miten: Musiker, Mantragesang, Konzerte und Seminare. www.MitenDevaPremal.com

Gesellschaft für Sonologie (Nada Brahma Musiksystem): Nach dem indischen Nuklearwissenschaftler und Vina-Virtuosen Vemu Mukundas (1929-2000); Ermitteln des eigenen Grundtons und entsprechende Übungen zur Entfaltung der Persönlichkeit. Anschrift: c/o Ullrich Pühn, Brasselbergstr. 10, 34132 Kassel, Tel. 05 61/408 828, E-Mail ullrich.puehn@web.de, www.sonologie.net (Sonologen gibt es übrigens in vielen Städten Deutschlands und der Schweiz)

Trudi Hildebrandt-Siedle: Sopranistin; mit dem eigenen Klang schwingend sprechen und singen. Anschrift: Gutenstr. 5, 79263 Simonswald-Wildgutach, Tel. 07 723/81 23 78, www.klangstuebchen.de

Susanne Kukies und Gertrud Kutscher: Atemarbeit, Stimmentwicklung. Anschrift: Am Tempelhofer Berg 70, 10965 Berlin, Tel. 030/6 98 08 10, E-Mail aquariana@t-online.de, www.aquariana.de

Susanna Lüttgau: funktionale Stimmbildung nach der Lichtenberg-Methode, Singen als sanfter Weg zur Entwicklung der Persönlichkeit. Anschrift: Hartheimer Weg 2 c, 61118 Bad Vilbel, Tel. 061 01/54 26 96,

E-Mail SL@stimmbildung-frankfurt.de, www.stimmbildung-frankfurt.de

Hartmut Rademacher: Heilpraktiker, Praxis für Wegbegleitung (Stimmbildung, Zen-Meditation, Obertonsingen, «Die eigene Stimme üben»). Anschrift: Hölderlinweg 79 a, 73728 Esslingen, Tel. 07 11/31 80 831, E-Mail Hartmut.Rademacher@t-online.de, www.wegbegleitung.de

Radha Licht und Klang: «Power of Sound» (Klangtherapie, Heilung mit hohen Frequenzen, Heilen mit Gesang und Klang, Singen zur Stärkung des Immunsystems, «Gesang-Klang-Wandel»). Anschrift: Hirschsprung 3, 22459 Hamburg, Tel. 040/55 93 777, E-Mail radha@radha.de, www.radha.de

Carola Sonne: Lehrerin an der Hochschule für Musik in Weimar (individuelle Coachings: den richtigen Ton treffen, Stimmvolumen, Stimmklang, Stimm- und Körperpotential). Tel. 01 73/21 45 199, E-Mail info@vocal-training.de, www.vocal-training.de

Michael Reimann: Dirigent, Klangforscher, Obertonsänger, Seminarleiter («Aqua-Wellness und Klangmassagen», «Vom Klang zur Stille», «Die Musik in dir»). Anschrift: Acron Music, Ernst-Jäger-Str. 4, 51766 Engelskirchen, Tel. 022 63/95 16 02, E-Mail acronmusic.reimann@t-online.de, www.michaelreimann.de

Signature Sound: Frequenz-Analyse der eigenen Stimme, entwickelt von Sharry Edwards; dem Körper werden Frequenzen zugeführt, die ihm zur Gesundheit fehlen. Anschrift: Liquid Sound, Wunderwaldstr. 2, 99518 Bad Sulza, Tel. 036461/92 888, E-Mail info2000shop@t-online.de, www.liquid-sound.com

Galsan Tsching: Schamanischer Sänger aus der Mongolei. Workshops über: Rosemarie von Schnoy, Tel: 040/70 12 942, E-Mail info@inner-teamwork.de

Michael Vetter: Capraia-Kurse (Obertöne, Singen zur Tambura, sprachliche Musik, Atem). Tel. 01 71/75 30 193, E-Mail zen@vetter-transverbal.de

Carien Wijnen: Ärztin, Sängerin, Gesangstherapeutin, Heilpraktikerin, Zentrum für Gesang und Therapie («Heilende Stimme», «Meditativer Singkreis», «Stimme-Körper-Gesang», «Singen und Tanzen», «Atmen und Tönen»). Anschrift: Erkelenzdamm 15, 10999 Berlin, Tel. 030/6 15 2187, E-Mail post@healingvoice.de, www.healingvoice.de

Der »Tibeter«-Dachverband

Der »Tibeter« Anwender und Trainer Dachverband e.V. betreut alle »Tibeter«-Freunde. Er regelt und überwacht die Ausbildung, stellt Informationen und Mittel für die korrekte Anwendung zur Verfügung und beantwortet alle im Zusammenhang mit der »Tibeter«-Praxis auftauchenden Fragen.

Der Dachverband fördert die »Tibeter« als einfaches Energie- und Fitnessprogramm für jedermann und jederfrau jeden Alters. Das Programm hat seinen Ursprung im Yoga und besteht aus fünf einzelnen, sich ergänzenden Bewegungsabläufen, die vollständig praktiziert werden wollen. Eine natürliche Haltung und genaue Ausführung der Übungen verhindern mögliche Fehlerquellen. Die Kombination mit einer ruhigen und tiefen Atmung sowie mit positiven, lichten Gedanken intensiviert die Wirkung. Ergänzende Entspannungsübungen steigern den Wert des Programms.

Viele Anwender berichten über harmonisierte und vitalisierte Organfunktionen, über äußere und innere Fitness. Die »Tibeter« sind eine hervorragende Möglichkeit, soziale und emotionale Kompetenz und Intelligenz auf- und auszubauen. Sie erschließen auf natürliche Art und Weise einen Weg zum eigenen Ich, zu Selbstbewusstsein, zu Zentriertheit, zu innerer Ruhe und Gelassenheit. In diesem Sinne entfalten diese einfachen Riten eine wohl nie restlos auslotbare Tiefe und Qualität.

Auskünfte und Information erhalten Sie bei:

Fünf »Tibeter«®-Dachverband
Zentralsekretariat Deutschland, Carlos G. J. Liebetruth
Wilhelmstraße 27, D-80801 MÜNCHEN
Tel. (0049)-089-34 81 65, Fax: (0049)-089-34 70 95
E-Mail: carlos-liebetruth@t-online.de
Sekretariat Deutschland:
»Tibeter«-Dachverband, Herrn Carlos Liebetruth,
Wilhelmstraße 27, D-80801 MÜNCHEN
Tel. (0049)-89-34 81 65, Fax: (0049)-89-34 70 95
E-Mail: carlos-liebetruth@t-online.de
Sekretariat Österreich
»Tibeter«-Dachverband, Herrn Franz Steinberger,
Diessenleiten-Weg 266, A-4040 Lichtenberg
Tel.: 0043-7327-3 92 33 oder 0043-664-3 26 14 24

E-Mail: fs.consulting@aon.de

Internet-Homepage:
http://www.fuenf-tibeter.de

Die Ausbildung besteht hauptsächlich aus:

a) »Tibeter«-Grundseminar
Ziel: das umfassende Kennenlernen und Einüben des Programms
Dauer: einen Tag oder mehrere Abende
Umfang und Inhalt:

- Erklärungen zu den »Tibetern«: Geschichte, Entstehung, Philosophie und Geisteshaltung
- Einüben und Erklärungen zur Anatomie: Körperhaltung, gerader Stand, Körper-Durchlässigkeit, Blut- und Energiezirkulation, Wirbelsäulenhaltung, Ausgangs- und Grundposition
- Ausführliches Erklären und Einüben der Bewegungsabläufe
- Zu vermeidende mögliche Fehlhaltungen und Bewegungsführungen; Folgen solcher Fehlhaltungen
- Zeigen und Einüben der Vorübungen, Entspannungshaltungen, Ausgleichspositionen
- Verbindung der »Tibeter« mit der Atmung, Grundkenntnisse: Zwerchfellatmung, Bauchatmung, Vollatmung, Intensivatmung
- Die Anwendung der »Tibeter«
- Grundkenntnisse des endokrinen Drüsensystems und der Chakralehre
- Vertiefende, meditative und mentale Übungspraktiken der »Tibeter«

»Tibeter«-Grundseminare werden von lizenzierten »Tibeter«-Trainern angeboten (siehe Liste ab Seite 252). Die aktuellen Seminartermine werden in der Homepage bekanntgegeben und sind unter den Sekretariatsadressen abzufragen.

b) Fresh-up-Kurse
Ziel: Auffrischen, Erneuern der »Tibeter«-Kenntnisse
Dauer: ein halber Tag oder ein langer Abend
Umfang und Inhalt: wie Grundseminar mit dem Hauptgewicht auf Kontrolle, Korrektur, Vereinfachung und Vertiefung, insbesondere auch im meditativen, entspannenden Bereich: Erfahrungsaustausch über die Wirkungsweise.

»Tibeter«-Fresh-up-Seminare werden von ausgewählten lizenzierten »Tibeter«-Trainern angeboten. Die aktuellen Seminaretermine werden in der Homepage bekanntgegeben und sind unter den Sekretariatsadressen abzufragen.

c) »Tibeter«-Trainer-Ausbildung
Ziel: Ausbildung zum lizenzierten »Tibeter«-Trainer
Dauer: sechs Tage

Abschluss: Trainerlizenz
Umfang und Inhalt:
- Definition der »Tibeter«
- Vertiefendes Einüben, Praxis der »Tibeter«-Schulung
- Sonderformen der Anwendung, vertiefende Anatomie, Körperhaltungen, Vor-, Nach-, Ergänzungsübungen, Wirbelsäulenschule
- Der 6. und der 7. »Tibeter«
- Affirmationen, positives Denken, Meditation
- Atem ist Leben, tibetische Atemschule, Energieatem, Lebensatem, Wunschatem
- Vertiefende Chakra-Arbeit (öffnen, reinigen, fördern, verbinden, heilen)
- Organisation und Administration, Rechtsfragen, Pflichten und Rechte des Trainers
- Aufgaben und Ziele, Wirken, PR, Werbung
- »Tibeter«-Ernährung
- Persönlichkeitsentwicklung, Kreativität, Talente entwickeln, Selbstfindung
- die Grundstufen der Energiearbeit (wecken, verdichten, lenken, pulsieren, einsetzen)

Die »Tibeter«-Trainer-Ausbildung wird von ausgewählten lizenzierten »Tibeter«-Trainer-Ausbildern angeboten (siehe Vorstellung ab Seite 252). Die aktuellen Seminartermine werden in der Homepage bekanntgegeben und sind unter den Sekretariatsadressen abzufragen.

Das Training umfasst ca. 75 Stunden in Theorie und Praxis. Wir weisen daraufhin, dass diese Ausbildung nicht nur ein Vitalitäts-Training ist, sondern eine intensive ganzheitliche Körper-, Atem- und Bewusstseinsschulung, die innere Reife und Verantwortungsbewusstsein voraussetzt.

Neuerdings legen wir besonderen Wert auf die Entmystifizierung und korrekte Durchführung des sechsten »Tibeters«. Ergänzend vermitteln wir wirkungsvolle Methoden, die nach neuesten wissenschaftlichen Forschungen die harmonisierende Verbindung zwischen Sexualenergie, erweiterter Gehirnaktivität und der Intelligenz des Herzens fördern.

Nach erfolgreichem Abschluss erhalten sie vom Dachverband für Fünf-»Tibeter«-Trainer ein Zertifikat als Berechtigter und lizenzierter Trainer/in.

Aktuelles Verzeichnis der TrainerInnen

Baden-Württemberg

68159 Mannheim, Karin Behnke, G7, 22, Tel. 06 21/3 06 92 77
70376 Stuttgart, Friedrich Niklaus, Nagoldstr. 62, Tel. 07 11/25 96 37 67
70437 Stuttgart, Stefan Auer, Adelbert-Stifter-Str. 8, Tel. 07 11/8 49 10 01
70499 Stuttgart, Peter Domhan, Landauer Str. 93, Tel. 07 11/8 89 14 92
72202 Nagold-Mindersbach, Margarita Vetter, Bopserweg 22, Tel. 0 74 52/9 20 22
71069 Sindelfingen, Angelika Obermaier, Kleines Egart 8, Tel. 01 72/9 44 36 65
71111 Waldenbuch, Ulrike Mönkemöller, Hasenhofstr. 18, Tel. 0 71 57/88 02 71
71701 Schwieberdingen, Petra Mendel-Otto, Peter-von-Koblenz-Str. 160, Tel. 0 71 50/39 76 03
72202 Nagold, Ellen R. Baumann, Achalmstr. 27/6, Tel. 0 74 59/24 02
72636 Linsenhofen, Kristin Göthling, Raiffeisenstr. 5, Tel. 0 70 25/84 02 74
73344 Gruibingen, Michael Müller, Hölderlinweg 16, Tel. 0 73 35/64 00
74889 Sinsheim, Waltraud Ertz, Am Mangoldsgrund 12, Tel. 0 72 61/1 21 07
74927 Eschlbronn, Robert Böhm, Neugasse 5, Tel. 0 62 26/4 04 31
75173 Pforzheim, Martina Williger-Stroheker, Lameystr. 27, Tel. 0 72 31/7 02 13
76185 Karlsruhe, Bettina Morlock-Schäfer, Richard-Wagner-Str. 5, Tel. 07 21/84 29 30
76189 Karlsruhe, Gisela Willimsky, Kübelkopfstr. 19, Tel. 07 21/57 28 11
76307 Karlsbad, Gerda Arldt, Parkring 12, Tel. 0 72 02/93 74 37
76351 Linkenheim, Elli Weps, Kopernikusstr. 4, Tel. 0 72 47/70 64
78234 Engen, Annemarie Held, Neuhewenstr. 28, Tel. 0 77 33/29 05
78464 Konstanz, Elisabeth Beck, Jacob-Burckhardt-Str. 9, Tel. 0 75 31/5 69 61
79650 Schopfheim, Silke Schaubhut, Belchenstr. 7, Tel. 0 76 22/67 30 22
88048 Friedrichshafen, Sabine Fischer, Brühlstr. 10, Tel. 0 75 46/55 11
88400 Biberach, Ketan Felker und Ina Glauner, Rollinstr. 15, Tel. 0 73 51/37 10 71
88690 Uhldingen, Christina Hennemann, Auf der Höhe 25, Tel. 0 75 56/5 01 05
89601 Schelklingen, Willibald Ziegler, Merowinger Str. 17, Tel. 0 73 94/28 77
89611 Reutlingendorf, Henning Kandt, Haldenstr. 5, Tel. 0 73 75/95 00 71

Bayern

80708 München, Markus MaWin Hannes & Winfried MaWin Brinz MaWin's Zentrum, Postfach 40 08 46, Tel. 0 89/30 65 78 20
80801 München, Carlos Liebetruth, Wilhelmstr. 27, Tel. 0 89 / 34 81 65
80992 München, Anneli Jordan, Amslerstr. 7, Tel. 0 89 / 1 40 22 15

81377 München, Gerhard Achternbusch, Trautweinstr. 15, Tel. 0 89 / 7 14 21 78
81925 München, Zentrum für *innerFitness*®, Maruscha Magyarosy, Pernerkreppe 22, Tel. 0 89 / 9 57 81 20
81927 München, Heide Magyarosy, Klingsorstr. 3, Tel. 0 89/9 10 17 87
82166 Gräfelfing, Andrea M. Lowes, Stefanusstr. 6a, Tel. 0 89 / 8 98 25 50
82178 Puchheim, Caroline Heiß, Lochhauser Str. 94b, Tel. 0 89/61 19 91 44
82418 Murnau, Thomas P. Fleischer, Wiesenweg 4, Tel. 0 88 41 / 62 96 94
83530 Schnaitsee, Ingo Löffelmann, Kampenwandstr. 46, Tel. 0 80 74 / 16 00
84051 Essenbach/Mirskofen, Reinhilde Pönisch, Arberstr. 9, Tel. 0 87 03 / 17 36
84144 Geisenhausen, Hanns Held, Johannesstr. 6, Tel. 0 87 43 / 18 08
84149 Velden/Vils, Gisela Fleig, Lusenstr. 22, Tel. 0 81 24/ 17 79
84524 Neuötting, Judith Sasse, Eschlbacher Str. 1, Tel. 0 86 71/32 68
85049 Ingolstadt, Konrad Gruber, Parreutstr. 2, Tel. 08 41 / 9 93 31 29
86152 Augsburg, Mathias Möller, Klinkerberg 1, Tel. 08 21 / 15 87 30
86720 Nördlingen, Uschi Eickmann, Breigengwand 8, Tel. 0 90 81 / 8 61 80
86807 Buchloe, Winfried MaWin Brinz und Markus MaWin Hannes, Therapie- und Diagnose-Zentrum für Naturheilverfahren, Kloster-Stams-Str. 11, Tel. 0 82 41 / 41 53
87435 Kempten, Eva-Maria Remy, Rathausplatz 2, Tel. 08 31 / 1 81 42
90419 Nürnberg, Bruno Straub, Burgschmiedstr. 11, Tel. 09 11 / 39 70 13
90537 Feucht, Hannelore I: Rózsa, Moosbacher Hauptstr. 4, Tel. 0 91 28/64 39
90768 Fürth, Petra Güthlein-Weiß, Rothenberger Weg 24, Tel. 09 11/8 15 92 17
91056 Erlangen, Claudia Jägle-Welke, Damaschkestr. 26, Tel. 0 91 31/93 19 93
91126 Schwabach, Christa Kunz, Reichenbacher Str. 47, Tel. 0 91 22/8 86 18 83
92545 Pertolzhofen, Gabriele Segerer, Wagnerner Str. 14, Tel. 0 96 75/2 12
94315 Straubing, Marina Maschauer, Aldersbacher Str. 7, Tel. 0 94 21/7 42 23
95512 Neudrossenfeld, Ralf Meinhardt, Am Sonnenhang 10, Tel. 0 92 03/91 81 71
97424 Schweinfurt, Marlene Niklaus-Lücht, Johann-Riedel-Str. 7, Tel. 0 97 21 / 47 12 12

Berlin

10365 Berlin, Annette Reitz, Siegfriedstr. 204a, Tel. 01 70/4 76 63 23
10629 Berlin, Bärbel Rein, Gervinusstr. 16, Tel. 0 30 / 3 24 62 15
12437 Berlin, Grit Zimmermann, Köpenicker Landstr. 163, Tel. 0 30/5 32 46 16
13465 Berlin, Dr. med. Edelgard Böcker-Schröder, Ludolfinger Weg 64, Tel. 0 30 / 4 01 60 65
13591 Berlin, Zdravko Lozar, Straße. 347, 20a, Tel. 0 30/36 70 42 96

Brandenburg

03205 Missen, Elisa Enyedi, Schulsiedlung 4, Tel. 03 54 36/50 01
14473 Potsdam, Heike Lehmann, Tornowstr. 13, Tel. 03 31/20 12 78 12
14778 Briest, Monika Lein, Am Mühlenberg 12, Tel. 0 33 81 / 40 36 39
16341 Zepernik, Elke Verter, Schubertstr. 11, Tel. 0 30/94 41 77 80
16548 Glienicke, Angelika Rückbrecht, Clara-Zetkin-Str. 45, Tel. 03 30 56/7 74 50
16816 Neuruppin, Gerard und Angelika Skok, Franz-Maeecker-Str. 25b, Tel. 0 33 91 / 50 15 91

Mecklenburg-Vorpommern

17179 Gnoien, Wiltrud Olejniczak, Am Wiesengrund 38, Tel. 03 99 71/1 27 86
18057 Rostock, Anne-Catrin Pöschmann, Hospitalstr. 1, Tel. 03 81/3 75 78 42
19306 Neustadt-Glewe, Annelie Biermann, Schweriner Str. 25, Tel. 03 87 57/2 24 82

Hamburg

22117 Hamburg, Anke Micheel, Reinskamp 10, Tel. 0 40 / 7 12 41 19
22359 Hamburg, Verena Baetgen, Farmsener Landstr. 23, Tel. 0 40/6 44 62 72
22397 Hamburg, Gisela Leoni Teschke, Specksaalredder 32a, Tel. 0 40/6 07 20 72
22455 Hamburg, Rosemarie Kielmann, Quedlinburger Weg 4, Tel. 0 40/57 14 94 74

Hessen

35037 Marburg, Gisela Köhm, Wilhelm-Roserstr. 48, Tel. 0 64 21 / 6 45 46
36269 Philippsthal, Sibylle Mohr, Thalhäuserweg 34, Tel. 0 66 20 / 71 24
60316 Frankfurt a. M., Gisela Ross, Günthersburgallee 56, Tel. 0 69 / 29 35 03
60596 Frankfurt a. M., Gabriela Ristow-Leetz, Böcklinstr. 6, Tel. 0 69 / 63 24 40
60598 Frankfurt a. M., Franz-Josef Conrads, Tucholskystr. 81, Tel. 01 70/4 31 60 26
63110 Rodgau, Rudolf Hetzel, Ober-Rodener-Str. 121, Tel. 0 61 06 / 87 63 73
63450 Hanau, Ulrike Kemmerer, An der Walkmühle 12, Tel. 0 61 81/1 22 67
63599 Biebergemünd/Wirtheim, Dr. Uta Haake, Bahnhofstr. 1, Tel. 0 60 50/80 01
64283 Darmstadt, Heidi Ninomiya-Rehm, Hoelgesstr. 17, Tel. 0 61 51/2 89 99
64646 Heppenheim, Ilse Grote, Schlehenweg 9, Tel. 0 62 52 / 91 35 85
65197 Wiesbaden, Renate M. Weil, Goerdelerstr. 53, Tel. 06 11/80 52 63
65618 Selters/Ts., Edith Brühl, An den Birken 12, Tel. 0 64 83 / 74 07
67434 Neustadt, Michael Löhlein, Kreuzstr. 16, Tel. 0 63 21/48 28 71
67574 Osthofen, Traudi, Merle-Seibert, Ziegelhüttenweg 75, Tel. 0 62 42/70 83
69412 Eberbach, Susanne Götz, Beckstr. 19, Tel. 0 62 71 / 7 12 32
69509 Mörlenbach, Waltraud Zobel, Klein-Breitenbach 58, Tel. 0 62 09 / 53 14

Niedersachsen

26203 Wardenburg, Ralf Schiweck, To'n Diek 5, Tel. 0 44 07/24 80
29439 Lüchow, Sabine Leikam, Gollauer-Neue-Str. 2, Tel. 0 58 41/97 37 55
30853 Langenhagen, Heidi Eichler, Walsroder Str. 181, Tel. 05 11/2 35 15 05

Nordrhein-Westfalen

33014 Bad Driburg, Sabine Mitzloff, Johannisstr. 23, Tel. 0 52 53 / 39 96
34434 Borgentreich-Großeneder, Maria Hördemann, Hauptstr. 49, Tel. 0 56 44 / 7 57
42349 Wuppertal, Christa Kuntze, Am Köhler 4, Tel. 02 02 / 40 02 20
44203 Dortmund, Karin Enkel, Postfach 50 03 08, Tel. 02 31/79 41 45
44380 Dortmund, Susanne Ebrecht, Tegeler Weg 14, Tel. 02 31/63 49 27
44805 Bochum, Andrea Ruchatz, Hiltroper Landwehr 73, Tel. 02 34 / 8 90 / 84 31
46149 Oberhausen, Angelika Taylor, Dianastr. 40, Tel. 02 08/64 61 01
46562 Voerde, Horst Förster, Prinzenstr. 102, Tel. 0 28 55 / 1 53 85
48653 Loesfeld, Werner Küper, Wienhörsterbach 15a, Tel. 0 25 95/97 23 10
50259 Pulheim, Heike Wirges, Donatusstr. 30 a, Tel. 0 22 34/8 96 83
50259 Pulheim-Brauweiler, Ingrid Faber, August-Bebel-Str. 71, Tel. 0 22 34/27 28 56
50996 Köln, Horst Beiderbeck, Mildred-Scheel-Str. 23, Tel. 02 21/9 37 28 64
51467 Bergisch Gladbach, Ingrid Tonn-Euringer, Leuchter Gemark 2, Tel. 01 73/5 36 36 64
51519 Odenthal, Gertrud Thören, Heidberger Str. 37a, Tel. 0 22 02/9 75 31
52499 Baesweiler, Karola Laschet, Peterstr. 103, Tel. 0 24 01 / 79 40
53604 Bad Honnef, Barbara Sonnenschein, Wichfriedweg 9a, Tel. 0 22 24 / 85 49
53844 Troisdorf, Gudrun Sebralla, Essenerstr. 22, Tel. 0 22 41 / 2 01 32 90
53894 Mechernich-Glehn, Claudia Kramp, Frohnhof 6, Tel. 0 24 43/4 85 60
58675 Hemer, Christiane Amelung, Brandeiche 10a, Tel. 0 27 37/26 18 23
58706 Menden, Herwig Steinhuber, Bischof-Drobe-Str. 31, Tel. 0 23 73 / 6 70 31

Rheinland Pfalz

54669 Bollendorf, Pia Mayers, Auf der Ritschlay 4, Tel. 0 65 26/93 35 55
54675 Körperich, Steffi Laubach, Im Schäfersgarten 13, Tel. 0 65 66/12 02
56424 Bannberscheid, Eva Maria Schröder, Bahnhofstr. 12, Tel. 0 26 02/67 11 44

Saarland

66133 Saarbrücken, Margrit Schröder, Fasanenweg 6, Tel. 06 81/81 62 08

Sachsen

01237 Dresden, Bernd Steffin, Gustav-Adolf-Str. 7, Tel. 03 51 / 47 09
01824 Gohrisch, Monika Backmann, Cunnersdorfer Str. 21, Tel. 03 50 21 / 6 89 48
02727 Neugersdorf, Veronika Twork, Zittauer Str. 10, Tel. 0 35 86/70 29 31
04155 Leipzig, Frank Gerecke, Prellerstr. 34, Tel. 03 41 / 5 50 29 64
07374 Pößneck, Bärbel Unversucht, Postfach 14 45, Tel. 0 36 47/44 38 80
08064 Zwickau, Beate Wasmeier, Cainsdorfer Hauptstr. 56, Tel. 03 75 / 6 92 45 96
08289 Schneeberg, Erika Krauß, Keilbergring 19c, Tel. 0 37 72 / 5 56 44

Sachsen-Anhalt

39649 Peckfitz, Selina Lüttichau, Dorfstr. 45, Tel. 03 90 82 / 9 33 95

Schleswig-Holstein

25704 Meldorf, Marcel Egli, Norderstr. 6, Tel. 0 48 32 / 97 95 51
25992 List auf Sylt, Ilona Poppendieck, Am Buttgraben 61, Tel. 0 46 51/87 06 15
29478 Höhbeck/Brünkendorf, Birgit Hammel, Zum Berge 6, Tel. 0 58 46/23 58
26548 Norderney, Gudrun Eggen, Winterstr. 14 B, Tel. 0 49 32/4 61

Thüringen

98527 Suhl, Corina Großer, Grüner Weg 20, Tel. 0 36 81/30 34 13
99198 Erfurt-Vieselbach, Robert Tilp, Brückenstr. 17, Tel. 01 72/7 99 48 11

Österreich

A-1070 Wien, Ewald Kibler, Lerchenfelderstr. 15/2/4, Tel. 00 43/6 99/10 88 48 90
A-1170 Wien, Mag. Alfred Stummer, Heuberggasse 8A/5, Tel. 00 43 / 4 84/14 40
A-2201 Gerasdorf, Karin Habegger, Kuhngasse 8/2/3, Tel. 00 43/6 76/6 29 34 56
A-3323 Neustadtl, Maria Enengl, Windpassing 48, Tel. 00 43 / 74 71/21 26
A-3392 Schönbühel, Eva Prasch, Bergring 9, Tel. 00 43/06 76/31 72 37
A-4020 Linz, Dr. Brigitte Kanatschnig, Landstr. 23, Tel. 00 43/7 32/78 76 95
A-4204 Haibach, Günther Edenstöckl, Aigen 8, Tel. 00 43 / 72 11/49 80
A-4040 Lichtenberg b. Linz, Franz Steinberger, Diessenleitenweg 266, Tel. 00 43 / 6 64/3 26 14 24
A-4540 Pfarrkirchen, Barbara Schagerl-Müllner, Ranwallnerstr. 48, Tel. 00 43 / 72 58/26 47
A-5084 Grossgmain, Waltraud Lang-Schwarz, Salzburgstr. 413, Tel. 00 43/62 47/73 39
A-6858 Schwarzach, Gertrud Rotheneder, Staudachstr. 28, Tel. 00 43/55 72/5 81 96
A-8081 Heiligenkreuz/Waasen, Andreas Bauer, Frannach 15, Tel. 00 43/31 16/2 71 99
A-8781 Wald/Schoberpass, Beate Kogler, Feriensiedlung 103a, Tel. 00 43/6 64/4 61 52 68
A-8813 St. Lamprecht, Maria Steiner, Hauptstr. 15, Tel. 00 43/35 85/21 03
A-9220 Velden, Leopold Idl, Fliederweg 11, Tel. 00 43/42 74/41 31
A-9400 Wolfsberg, Hermine-Rosa Lingitz, Griesstr. 7, Tel. 00 43 / 43 52/5 16 28

Schweiz

CH-1670 Ursy, Helen Kraemer, En Plattiez, Tel. 00 41 / 2 1/9 09 42 33
CH-1789 Lugnorre, Pius Schwegler, Chemin des Cerisiers 28, Tel. 00 41/31/6 60 44 44
CH-3066 Settlen, Izabela Aregger, Im Baumgarten 6, Tel. 00 41/31/9 32 20 43
CH-3110 Münsingen, Arnold Lanz, Forellenweg 4, Tel. 00 41 / 3 1/7 21 71 01
CH-3550 Langnau, Ruth Bigler, Oberstr. 64, Tel. 00 41/34/4 02 37 06
CH-5417 Untersiggenthal, Roswitha Klose, Breitensteinstr. 38, Tel. 00 41 / 5 62 88 28 76
CH-5620 Bremgarten, Sepp Strebl, Isenlaufstr. 2, Tel. 00 41 / 5 6/6 31 03 77
CH-8048 Zürich, Silvia Wüst, Am Suteracher 34, Tel. 00 41 / 81/ 4 13 29 11
CH-8330 Pfäffikon, Antonella Graf-Gerardi, Hermatswill, Tel. 00 41/1/9 51 04 44
CH-9475 Sevelen, Myrtha Creydt, Guschastr. 13, Tel. 00 41/81/7 40 13 50
CH-9545 Wängi, Regina Sprenger, Steinlerstr. 28, Tel. 00 41/5 2/3 66 45 88

Italien

I-20147 Mailand, Brigitte Sollich, Via Padulli 4, Tel. 00 39/02/4 03 98 18
I-39012 Meran, Bernadette Schwienbacher, Tobias-Brenner-Str. 11, Tel. 00 39/04 73/21 19 90
I-50020 Le Fonti, Margarete Schmitt, Panzano/Fl., Tel. 00 39 / 55 / 85 21 94

Slowenien

SL-5252 Trnovo, Irena Pavlin, Ozeljan 89a, Tel. 05/3 08 84 50

Brasilien

CEP-04640-150 Sao Paulo, Christina Schiefferdecker, Rua Des Silos Contra 278, Tel. 00 55/11/5 42 28 99

Spanien

E-07580 Canyamel (Mallorca), Karin Hübner, Via Talayot >Cas Murtons 6<, Tel. 00 34/9 71/84 14 33

E-07600 El Arenal (Mallorca), Rosa Maria Martinez des Stoske, Calle Berlin 26 6/A Tel. 00 34/9 71/26 90 26

E-07840 Sta. Eulalia del Rio (Ibiza), Christa Pflügler, Aptdo. de Correo 143, Tel. 00 34/9 71/33 89 87

E-17488 Cadaqués (Girona), Hella Kuhn, Crta. De Roses 12, Tel. 00 34/6 39/48 19 46